LE SCANDALE DU LEVOTHYROX

Dans la même collection

Y a-t-il un docteur près de chez vous ?, Minou Azoulai, janvier 2020.

Le Scandale des EHPAD, Hella Kherief (avec la collaboration de France Carp), mai 2019.

Ne tirez plus sur l'hôpital, Minou Azoulai, janvier 2019.

Collection New Life dirigée par Valérie de Sahb

Graphisme de couverture : Laetitia Kalafat

Mise en pages : Camille Decoster

Lecture et correction : Alice Yonnet-Droux

34-36, rue La Pérouse, 75116 Paris

www.hugoetcie.fr

ISBN : 9782755647679

Dépôt légal : mars 2020

Imprimé à Barcelone par Blackprint

Sylvie Robache

LE SCANDALE DU LEVOTHYROX

Une patiente dénonce
le nouveau traitement et ses
effets secondaires

Hugo New Life

À ma mère, à ma sœur Annie, auxquelles je dédie ce livre.

SOMMAIRE

1

LE CHOC DE L'ANNONCE

Tout commence en octobre 2015 par un rendez-vous chez mon médecin traitant, pour un banal renouvellement d'ordonnance.

Un mois auparavant, je suis allée en consultation chez un endocrinologue à Lille, car mon généraliste ne comprenait pas que mon taux de calcium soit si bas. Il a donc souhaité avoir l'avis d'un endocrinologue.

Le professeur Vanghem, le spécialiste, m'a posé beaucoup de questions concernant ma santé et les maladies héréditaires de ma famille, ce qu'elle a appelé mon « histoire familiale médicale ». Je lui ai répondu que « l'histoire » ne nous avait pas ménagés puisque plusieurs membres de ma famille proche sont décédés de cancers.

La visite s'est terminée par une prise de sang pour laquelle l'infirmière a rempli une ribambelle de tubes. J'ai appris par la suite que ces analyses allaient, notamment, permettre le dosage de la calcitonine (sécrétée par les cellules C) et que lorsque le taux de celle-ci est trop élevé, cela peut indiquer l'existence d'un cancer médullaire de la thyroïde.

Le professeur Vanghem m'a prévenue qu'il me faudrait être patiente pour les résultats, et attendre à peu près trois semaines… Les jours ont passé et j'ai oscillé tour à tour entre la politique de l'autruche et les plus grandes craintes.

Le jour J, je suis donc dans le cabinet du généraliste à attendre qu'il me communique les résultats tandis qu'il s'entretient au téléphone avec l'endocrinologue.

Je remarque tout de suite qu'il a l'air soucieux. Après un silence, il m'annonce d'une voix embarrassée :

– Ce n'est pas très bon…

Je suis tellement surprise que je ne sais même pas quelles questions poser. Je finis par lui demander :

– Mais de quoi est-ce que je souffre ?

Sa voix est douce, pourtant ses mots tombent comme un couperet :

– Cancer de la thyroïde.

Je suis complètement sonnée, incapable de réagir. Je demande juste quel traitement je devrais recevoir.

– La seule solution est chirurgicale, me répond-il. Elle consiste en une thyroïdectomie totale, c'est-à-dire que l'on enlève toute la thyroïde.

Devant mon air atterré, il tente de me rassurer en m'expliquant qu'après cette intervention, les chances de guérison sont élevées.

Je suis d'autant plus abasourdie que lors des différentes analyses sanguines, mon taux de TSH, ce dosage sanguin qui permet d'évaluer l'état de la fonction thyroïdienne, a toujours été parfaitement normal. Même lors de la dernière analyse, il était dans les normes et ne laissait en rien deviner ce cancer qui se développait insidieusement dans ma thyroïde.

Je sors de son cabinet avec l'impression d'avoir reçu un coup de massue sur le crâne.

Qu'est-ce qui m'attend ? Je n'ai vraiment pas envie de mourir à 52 ans. Comment vais-je supporter les nombreux examens médicaux et ensuite cette fichue opération que je ressens déjà comme une castration ? Comment envisager de vivre sans cet organe vital ? Je suis totalement terrorisée à la perspective de cette intervention et de ses suites.

Les quelques dizaines de mètres jusqu'à l'arrêt de bus, que d'ordinaire je parcours en dix minutes, me paraissent soudainement se rallonger à chaque pas. C'est un zombie qui marche. Je suis complètement hébétée, paumée, d'être confrontée à l'une des maladies les plus terrifiantes qui soient. Je suis incapable de dire exactement combien de temps il me faut cette fois-ci pour accomplir ce trajet.

On ne va pas se mentir, le cancer fait peur à tout le monde. L'évocation même du mot a quelque chose de terrifiant. Les journaux écrits et télévisés eux-mêmes préfèrent publiquement parler de « longue maladie » lorsqu'ils annoncent le décès d'une personnalité des suites d'un cancer.

Dans l'inconscient des gens, le cancer est synonyme de condamnation à mort. Il apparaît encore aujourd'hui comme une maladie quasi inavouable tant on redoute de voir le regard des autres changer. Du jour au lendemain, on nous regarde comme des morts en sursis.

Les cancérologues ont beau clamer que la plupart des cancers se guérissent lorsqu'ils sont détectés suffisamment tôt, il n'en demeure pas moins que ce crabe maudit tue encore des dizaines de milliers de gens chaque année en France. Vais-je venir allonger la liste et rejoindre tous ceux de ma famille déjà assassinés par cette saleté ?

C'est fou toutes ces pensées qui peuvent traverser l'esprit alors qu'on attend un bus, mon esprit fourmille d'idées sombres et confuses qui se bousculent, s'entrechoquent dans ma tête et me donnent l'impression que mon cerveau va exploser.

Pourquoi moi ? Et pourquoi maintenant ? Est-ce que ce monstrueux mal a été détecté suffisamment tôt par mon médecin pour qu'on puisse espérer une guérison ? Ou bien est-ce que je suis déjà condamnée et qu'il me le cache ? C'est peut-être ça, son silence avant qu'il me dise que j'ai un cancer… Et si je suis condamnée, combien de temps me reste-t-il à vivre ?

Qui pourrait me donner dans l'instant des réponses à toutes ces questions ? Il me tarde de savoir ce qui m'attend dans les jours à venir. Et en même temps, je redoute d'apprendre d'autres mauvaises nouvelles. Celle qui m'a été annoncée aujourd'hui est largement suffisante et j'ignore le temps qu'il me faudra pour la digérer. Si tant est que je puisse la digérer un jour…

L'annonce d'une grave maladie crée, à l'instant T, un choc psychologique terrible. En un instant, je me sens totalement impuissante, ballottée par le destin comme une coquille de noix sur l'océan.

En cette fin d'après-midi, faisant le bilan de ma journée, je me revois quelques heures plus tôt entrant dans le cabinet de mon médecin, détendue et le cœur léger. Je ne m'attendais pas le moins du monde à en ressortir anéantie.

Comme si cela ne suffisait pas, le bus, qui d'ordinaire arrive à l'heure, se présente avec dix minutes de retard. « Décidément, c'est ma journée ! », fulminé-je en montant dans le bus. Assise à l'avant, j'ai hâte d'être chez moi. Le trajet n'est pas très long mais sans que j'y prenne garde, mon esprit dresse déjà le bilan. Sans que j'y prenne garde, mes pensées me ramènent à mon père, décédé à 50 ans d'un cancer alors que je n'avais que 5 ans.

Des années plus tard, un de mes frères nous a quittés, à 42 ans, du même mal.

Puis, ce fut au tour de ma mère, emportée en trois mois d'une tumeur au cerveau. Elle avait 90 ans mais aurait très bien pu vivre encore quelques années, car elle était autonome et ne souffrait d'aucune autre pathologie. Pour clore cette liste macabre, ma sœur aînée fut temporairement sauvée in extremis d'un cancer du sein. Après une trop brève rémission, il l'a pourtant rattrapée et emportée quelques années plus tard.

Certaines familles, comme la mienne, sont décimées par cette pourriture de crabe. Étant donné mes antécédents familiaux, j'ai toujours su que j'étais un sujet à risque et que je pourrais, moi aussi, être victime de cette abominable maladie. Mais malgré cela, je voulais rester optimiste et espérais passer entre les mailles du filet, en échappant à cette « malédiction » qui avait frappé les miens. Et voici qu'à mon tour, je dois subir une opération afin de tenter de m'extraire des pinces d'un crabe prêt à m'entraîner dans l'obscurité des abysses.

Outre la peur du cancer, il y a aussi cette opération. M'ouvrir le cou, le charcuter... Moi, qui ai déjà une peur bleue d'une simple anesthésie, je n'ose même pas y penser.

J'ignore comment je réussis à rentrer jusqu'à mon appartement mais je n'aspire qu'à une chose, être enfin chez moi.

Lorsque j'arrive enfin, ma chienne Lilou m'attend, ses petits yeux noirs pétillants de joie fixés sur moi, mais très vite son regard change et ses oreilles se plaquent en arrière. Tandis qu'elle me dévisage, sa queue qui battait à cent à l'heure il y a quelques secondes se fige. En une fraction de seconde, elle a compris ma détresse. Je la prends dans mes bras et enfouis mon visage dans son pelage, comme un petit enfant le fait avec son ours en peluche, afin de trouver un peu de réconfort. Mais même tout l'amour de ce petit être ne parvient pas à m'apaiser. Alors que je ne m'y attendais absolument pas, j'ai reçu l'annonce de la maladie, seule. C'était beaucoup trop violent.

Je sens que je vais complètement craquer alors j'appelle mon compagnon qui est en déplacement. Quand je lui annonce le diagnostic, il reste un moment silencieux. Lui aussi vient de prendre un uppercut car il n'a rien vu venir non plus.

Et d'un coup le barrage cède, j'éclate en sanglots. Sortant de l'état de sidération dans lequel l'annonce de mon cancer l'a plongé, il prononce quelques mots de réconfort avant de sauter dans sa voiture, afin de me rejoindre au plus vite. Sa présence me rassure et ses bras m'enveloppent d'une tendresse protectrice.

Depuis cette soirée, je comprends pleinement l'expression « pour le meilleur et pour le pire » lors d'une union. Dans mon malheur, j'ai l'immense chance d'avoir quelqu'un de solide et de profondément aimant à mes côtés pour m'aider à affronter le pire...

Il faut que j'évacue le trop-plein d'émotion et je pense que je pleure toutes les larmes de mon corps. Après que j'ai fait à mon compagnon le compte rendu détaillé de ma visite chez le médecin, je le sens profondément ébranlé.

Se ressaisissant, il me prend dans ses bras, me serre très fort contre sa poitrine en m'assurant que je ne suis pas seule et qu'il m'aidera à combattre ce foutu cancer. Il me dit qu'il est optimiste car il me connaît assez pour être certain que je suis capable de gagner la partie. Il me parle en me regardant droit dans les yeux et son regard est si bienveillant et si fort à la fois qu'il parvient à me rassurer.

Les heures qui suivent, nous parlons du cancer de la thyroïde tout en cherchant sur Internet, afin de glaner le plus d'informations possibles sur cette maladie. Bien entendu nous prenons soin de ne consulter que des sites médicaux sérieux. Ce que nous apprenons nous met un peu de baume au cœur. Il est réconfortant d'avoir la confirmation que la guérison est possible après l'indispensable ablation de la thyroïde, comme me l'a affirmé mon médecin traitant. Cette guérison n'est hélas envisageable qu'après la thyroïdectomie totale, intervention dont la perspective me tétanise, d'autant que j'ai toujours eu une peur bleue des anesthésies.

2
LA PRÉPARATION

Très vite je suis happée par les préparatifs de l'intervention. Je dois prendre les différents rendez-vous médicaux et me rendre au CHU de Lille, pour deux jours d'hospitalisation afin de subir des examens complémentaires, indispensables au bon déroulement de l'opération.

Le 4 janvier 2016, je me présente à l'hôpital, tôt le matin et à jeun. Entre prises de sang, électrocardiogramme, scanner et autres non-réjouissances, je n'ai pas le temps de souffler ni de trop penser, et à y réfléchir, c'est certainement mieux...

Le second jour, à 13 heures, je suis toujours à jeun après avoir passé la dernière IRM. Je suis épuisée et tenaillée par la faim. Je pense pouvoir décompresser et reprendre des forces avec le repas, mais... quand j'arrive dans la chambre, une infirmière m'apprend qu'il y a d'autres prélèvements sanguins à faire. Elle me dit aussi qu'ils ont réussi à obtenir un rendez-vous avec le chirurgien. Et là, je suis prise de panique et pète les plombs ! Le fait d'être à jeun, le stress, je me mets à invectiver l'infirmière, en lui disant que je ne suis pas un cobaye. Elle me lance un regard compatissant puis disparaît sans un mot, probablement habituée à ces réactions de malades métamorphosés par le stress. Lorsqu'elle revient pour une nouvelle prise de sang, je hausse le ton et tente de protester, lui affirmant une fois de plus que je ne suis pas un cobaye, qu'ils ont déjà effectué plusieurs prélèvements sanguins. Que je ne comprends pas pourquoi il en faut encore un autre et que je trouve inadmissible qu'on me fasse patienter. J'ajoute que je suis épuisée par la maladie et que je n'ai rien avalé depuis la veille. Inébranlable malgré mon agressivité verbale, elle m'assure que ce prélèvement est le dernier et qu'il est absolument nécessaire. Avec le recul, je me dis que cette infirmière ne méritait en rien ma colère et que son travail doit être souvent bien pénible face à des cancéreux en phase de révolte contre cette saleté de maladie.

L'infirmière partie, je me retrouve seule dans cette pièce-prison que je ne supporte pas, seule la télévision me tient compagnie. J'ai le regard dans le vague, les nerfs à vif et le moral dans les chaussettes. Tout ça à cause de ce cancer qui s'est permis d'élire domicile dans mon corps et auquel je n'arrête pas de penser. Pour couronner le tout, j'ai de plus en plus faim. Peu avant 14 heures, une aide-soignante m'apporte un plateau-repas. Je suis soulagée et dévore presque avec délectation ce repas d'hôpital ! Si je mange, c'est donc que je ne suis pas encore morte...

En milieu d'après-midi, je rencontre donc le Pr Canon, le chirurgien qui doit m'opérer. Après les sourires et la poignée de main, il m'invite à m'asseoir. À peine assise en face de lui, je vais droit au but et lui explique ma méfiance envers le monde médical. J'ai vécu ma plus grande déception à l'égard de la médecine lors de la naissance de mon deuxième enfant, une petite fille née avec plusieurs malformations et dont le système nerveux n'était pas achevé. Ni le radiologue, ayant réalisé plusieurs échographies, ni le médecin traitant n'ont su détecter la moindre anomalie, alors que celles-ci étaient visibles. Ma fille est morte un quart d'heure après sa naissance.

La deuxième erreur médicale a concerné mon fils Julien, décédé à l'âge de dix ans, alors qu'il était dans un institut pour enfants polyhandicapés. Il avait subi une intervention pour la pose de deux prothèses au niveau des hanches. Plusieurs semaines plus tard, lors d'une visite à l'institut, je constatai qu'il souffrait sans pouvoir le verbaliser puisqu'il n'avait plus la possibilité de parler. Un médecin de l'institut avait examiné les radiographies des hanches et avait affirmé qu'il ne voyait rien d'anormal. Un second avis médical confirma pourtant mes craintes. Julien avait les hanches fracturées. Si je n'avais pas pris l'initiative de consulter un autre médecin, combien de jours aurait-il supporté cette torture ? Certes, il n'est pas décédé de cette erreur médicale, puisque c'est une septicémie due à un problème bronchique qui l'a emporté, deux ans plus tard. Mais il n'en reste pas moins inadmissible de faire souffrir un enfant handicapé pour lequel la vie ressemble déjà trop souvent à l'enfer.

Le professeur Canon m'écoute attentivement, un peu déconcerté par mon discours mais comprenant visiblement ma défiance. Il me prévient toutefois que le cancer de la thyroïde dont je souffre nécessite une intervention chirurgicale dans les meilleurs délais. Il ajoute que je ne suis pas obligée de me faire opérer, mais que dans ce cas je cours le risque certain d'une aggravation de mon mal et que l'issue serait inéluctablement fatale. L'entretien se passe bien, au final, et une date est retenue pour l'intervention. Ce sera le lundi 14 mars, le matin de bonne heure. Un autre rendez-vous est fixé afin qu'il m'explique le déroulement de l'intervention et les suites opératoires.

Avant le jour J, il y a aussi la visite avec l'anesthésiste. Ce matin-là, j'y vais à reculons. Installée dans la salle d'attente, je me fais la réflexion que le fait de voir certains patients atteints d'une pathologie lourde altère encore plus le moral. On est confronté à la réalité de la maladie dans toute sa dureté.

Un septuagénaire est assis face à moi. Toute la détresse du monde se lit sur son visage.

Après m'avoir jeté un furtif regard, il me demande :

– Vous devez vous faire opérer quand ?

– Le 14 mars.

– Moi, c'est prévu pour dans quinze jours. J'ai une peur bleue de l'hôpital et je me demande comment je vais faire pour le linge et mes autres affaires après l'opération.

– Vous n'avez personne pour vous accompagner et s'occuper de vous ?

– Non… Je suis veuf depuis cinq ans et mes enfants sont très occupés. De plus, ils vivent dans d'autres régions.

La solitude de cet homme m'émeut profondément. Je lui propose de lui donner mon numéro de téléphone.

– Tenez, si vous avez besoin de parler à quelqu'un, n'hésitez pas à m'appeler.

Un sourire se dessine sur son visage. Il me remercie et range précieusement le bout de papier dans son portefeuille.

Ayant la chance d'avoir quelqu'un à mes côtés pour m'épauler et prendre soin de moi en ces moments effroyables, je ne peux que souffrir pour cet homme que je ne connaissais pas une heure auparavant. Comment affronter le cancer seul ? C'est inhumain.

C'est à mon tour de rencontrer l'anesthésiste. L'entretien se déroule correctement, d'autant que ce médecin est d'un abord très chaleureux. Je lui fais part de mes craintes à l'idée d'être endormie mais il sait trouver les mots pour me rassurer. Il me propose qu'un infirmier formé aux techniques de l'hypnose soit présent en salle d'anesthésie le matin de l'intervention. J'accepte sa proposition avec gratitude.

Parmi les différents examens que je dois subir, il en est un qui me fait vraiment peur. Il s'agit de la cytoponction d'un ou plusieurs nodules. Elle consiste à enfoncer une aiguille fine dans le cou afin de prélever quelques cellules pour les analyser. Pour cela, le médecin pique dans un ou plusieurs nodules. La douleur est supportable mais l'examen en lui-même reste impressionnant.

Tous ces rendez-vous sont éprouvants et je voudrais en avoir déjà terminé, mais, en même temps, j'ai la sensation que les jours passent de plus en plus vite et que la date de l'opération se rapproche à une vitesse vertigineuse.

3

LE SÉJOUR AU CHU DE LILLE

J'ai demandé à ma sœur, mon aînée de seize ans, et qui réside dans le sud de la France, de venir pour être à mes côtés le 14 mars 2016. Le cancer, elle connaît pour l'avoir subi. Elle est arrivée quelques jours avant la date de mon hospitalisation, ce qui nous permet de passer de précieux moments ensemble. Sa présence me fait énormément de bien et nous pouvons échanger aisément et sans tabou sur la maladie. Je lui redis mes appréhensions quant à l'intervention chirurgicale à venir, et surtout à l'anesthésie.

Comme chez la grande majorité des malades, la peur de ne pas me réveiller après l'opération est prégnante. Parler de ma maladie avec ma sœur est d'autant plus facile qu'elle est bien placée pour mesurer cette peur qui a pris possession de moi.

Malgré ces précieux moments de complicité que je voudrais figer dans le temps, le compte à rebours continue inéluctablement et le dimanche 13 mars 2016 est arrivé.

Je dois entrer à l'hôpital en début d'après-midi.

En arrivant dans le service, je constate que le personnel semble débordé. En mon for intérieur je me dis : « Tiens ? Une épidémie de cancers de la thyroïde ? » Humour noir décalé qui me fait bêtement sourire. Pour sûr, mon cerveau bugge, sans doute pour m'empêcher de prendre mes jambes à mon cou et détaler loin, très loin de l'hôpital.

La secrétaire de l'accueil m'apprend que je ne pourrai pas bénéficier d'une chambre particulière, comme prévu. Ça commence bien…

Une aide-soignante me conduit jusqu'à une chambre à deux lits, ce qui implique vraisemblablement qu'une autre personne va arriver. Dépitée et un peu anxieuse, je me demande avec quel genre de personne je vais devoir partager cette chambre. Quelques minutes plus tard, c'est une dame d'une cinquantaine d'années qui entre. Nous faisons connaissance et sympathisons très vite. Véronique, Véro pour les intimes, ma coloc de galère, va subir la même opération que moi.

Nous sommes toutes les deux un peu tendues, en pensant à ce qui nous attend demain. Nous échangeons nos craintes quant à l'issue de l'opération et parlons beaucoup comme pour conjurer cette peur qu'une erreur, un simple coup de bistouri, puisse nous faire perdre définitivement l'usage de la parole. Nous évoquons également nos espoirs de guérison basés notamment sur la confiance que nous accordons à notre chirurgien.

– Je te promets qu'une fois rétablies, nous nous ferons un bon petit resto ! me dit Véro.

– Avec grand plaisir ! C'est une super idée ! J'ai hâte d'y être.

Faire des projets aide à conjurer le sort. C'est une chance que nous nous soyons rencontrées et nous convenons de rester en contact bien après notre sortie de l'hôpital. Ça fait du bien de pouvoir se projeter dans « l'après ».

Le matin du 14 mars 2016, à 6 heures, nous sommes debout afin de prendre une douche avec un produit spécial. Ensuite une gorgée d'eau pour avaler un comprimé destiné à nous détendre. Nous enfilons une blouse, une charlotte sur la tête et des chaussons spéciaux. Nous échangeons un sourire un peu forcé et chacune part en salle d'opération.

À cet instant, mes pensées vont vers mon fils aîné que je n'ai pas vu depuis plusieurs années. Je ne peux m'empêcher de penser que si jamais les choses tournent mal et que je meurs, je ne l'aurai même pas revu une dernière fois.

En arrivant au bloc, je suis accueillie par une jeune anesthésiste. Je lui demande si l'infirmier pratiquant l'hypnose sera bien présent. Elle me répond par l'affirmative et cinq minutes plus tard, il arrive. Il me pose un masque sur le visage et me demande de respirer calmement. C'est en discutant de ma région préférée, l'Ille-et-Vilaine, et de ses côtes d'une beauté farouche, que je m'endors paisiblement.

J'ouvre les yeux sur le décor austère de la salle de réveil. Ma première pensée est que je suis vivante ! L'anesthésie et l'opération sont derrière moi, voilà deux sales choses de faites. Cela peut paraître banal, mais mon soulagement est à la hauteur de la terreur que j'en éprouvais, d'autant que même les meilleurs chirurgiens reconnaissent que toute intervention chirurgicale comporte un risque, aussi minime soit-il.

J'ai un masque à oxygène et je suis en position presque assise dans le lit. J'ai un drain à gauche, dans le bas du cou, relié à une poche où s'écoule la lymphe, et un pansement épais dans le bas du cou. Avec ce tuyau sanguinolent qui me sort du cou, on a l'impression que j'ai été saignée par Dracula durant mon sommeil.

J'apprends par l'infirmière que le nerf récurrent droit a été sectionné lors de l'opération et que de ce fait je n'ai plus qu'une corde vocale fonctionnelle. Mon cerveau est encore embrumé par l'anesthésie et je suis tellement heureuse que tout soit terminé, que je ne réalise pas vraiment ce qu'elle vient de me dire et ne m'inquiète pas outre mesure.

Autour de moi, j'observe d'autres malades, pour certains bien mal en point, et je suis envahie d'une profonde empathie pour ces compagnons d'infortune.

Pendant l'intervention, une aide-soignante a transféré mes affaires dans une chambre particulière et l'on m'y emmène. La tumeur étant mal placée, l'opération a duré plus longtemps que prévu et mon compagnon commençait à être vraiment anxieux de ne pas me voir remonter.

Les douleurs sont supportables. La déglutition se révèle un peu difficile selon ce que j'essaie d'avaler.

Le lendemain matin, je prends le premier comprimé de Levothyrox et je sais qu'il en sera ainsi pour le reste de mon existence. Difficile d'accepter que, dorénavant, ma survie soit suspendue à la prise journalière de cette petite pilule destinée à remplacer l'organe vital que l'on vient de m'enlever.

Et s'il y avait une rupture de stock comme cela s'est déjà produit ? Et s'il y avait une guerre, pourrait-on encore se le procurer ? Qu'adviendrait-il des centaines de milliers de malades dépendants de ces quelques milligrammes de levothyroxine de synthèse, si ce médicament en situation de quasi-monopole en France venait à manquer ?

Il faut des mois, parfois des années pour que l'organisme s'équilibre avec cette hormone artificielle qui a un impact sur presque tous les organes et en particulier le cœur. Le moindre changement de marque, de dosage, peut avoir de lourdes répercussions sur la santé et la qualité de vie du malade. À la peur de l'opération vient s'ajouter celle d'un problème avec ce médicament. D'autant que pour ceux qui ont eu un cancer de la thyroïde, c'est la précision du dosage qui permet d'éloigner le risque de récidive.

Je suis donc décidée à faire les choses bien, pour éviter de perturber l'assimilation de cette levothyroxine artificielle. J'avale donc sagement mon comprimé à jeun, une demi-heure avant le petit-déjeuner comme on me l'a indiqué.

Depuis mon réveil d'anesthésie, les infirmières me demandent souvent si je ressens des picotements autour de la bouche ou dans les membres. Je finis par demander pourquoi on me pose toujours cette question. L'infirmière me répond que cela peut arriver en raison d'une baisse de calcium pouvant aller jusqu'à provoquer des crises de tétanie. Si j'avais déjà entendu parler des crises de tétanie, pour moi le calcium servait surtout à renforcer les os. Erreur !

Je ressens les premiers symptômes durant la troisième nuit et après contrôle, mon taux de calcium est en train de s'effondrer dangereusement. Les minuscules glandes parathyroïdes, dont le rôle est de réguler le taux de calcium, ont été touchées lors de l'intervention. On me donne des sachets de calcium pour compenser.

4

APPRENTISSAGE DE MA NOUVELLE VIE

Le lundi 21 mars 2016 dans l'après-midi, je suis autorisée à quitter l'hôpital. Quel bonheur de retrouver mon chez-moi et de replonger dans ma routine !

J'ai encore du mal à réaliser que c'est fait, que j'ai été opérée, et qu'on m'a ôté cette cochonnerie que j'avais dans le cou. Je ne sais pas de quoi seront faits les jours qui viennent, mais pour l'instant je profite pleinement de chaque instant. Cette citation d'Horace me revient et je décide de la faire mienne : *« Carpe diem, quam minimum credula postero »*. (« Cueille le jour sans te soucier du lendemain, et sois moins crédule pour le jour suivant. »)

Depuis l'annonce de la maladie, mon compagnon s'est occupé de moi, m'a accompagnée aux différents examens médicaux et m'a m'aidée pour de nombreuses tâches ménagères. J'ignorais quelle serait son attitude en apprenant que je souffrais d'un cancer. Certaines personnes sont quittées par leur conjoint qui n'hésite pas à partir quand la maladie arrive. Je plains ceux-ci du fond du cœur, car l'épreuve d'une grave maladie est déjà assez épouvantable pour qu'on n'y ajoute pas la désertion affective d'un proche. Mais lui est resté fidèle à lui-même, me consolant lorsque je perdais courage et espoir et tentant continuellement de soutenir mon moral. Sans lui, j'ignore comment je serais parvenue à affronter cette épreuve.

Les jours suivant mon retour, je fais plusieurs fausses routes qui inquiètent beaucoup mon compagnon et moi-même. Je me suis informée sur ces problèmes de déglutition et j'ai appris que dans mon cas, la cause en était la corde vocale droite qui ne fonctionne plus. Heureusement, on m'a prescrit des séances d'orthophonie qui se révèlent très utiles.

L'orthophoniste m'apprend à respirer correctement tout en prononçant certaines syllabes et certains mots, à lire à haute voix en accentuant la prononciation, le tout en gérant le souffle. Même si je voulais la cacher, mon anxiété est tellement palpable que l'orthophoniste tente de me rassurer en se montrant résolument optimiste sans pour autant me donner de faux espoirs. Elle attire mon attention sur le fait que je ne dois pas espérer retrouver à cent pour cent mes capacités vocales, puisque le nerf récurrent a été sectionné et que l'une de mes cordes vocales est paralysée.

Je me rends à son cabinet une fois par semaine et suis ces séances d'orthophonie avec application. Ses conseils me permettent aussi d'apprendre à avaler pour éviter ces troubles de la déglutition que sont les « fausses routes ». Les aliments sont orientés vers le larynx puis les voies aériennes inférieures, au lieu de passer vers l'œsophage puis l'estomac. Il existe non seulement le risque d'étouffement immédiat, mais également celui que des fragments d'aliments passent régulièrement dans les poumons et finissent par provoquer une infection. Utiliser cette technique me permet de ne plus appréhender les repas et je peux de nouveau me régaler sans appréhension.

Entre-temps, je reçois une convocation pour un rendez-vous le 8 avril 2016 à l'hôpital de Lille à 9 heures, avec le Dr Baux, un confrère du Pr Canon qui est absent. Une fois sur place, je retrouve l'ambiance hospitalière et cette peur au ventre que seules les personnes ayant vécu une grave maladie peuvent comprendre.

J'attends en salle d'attente. Les lieux me sont désormais familiers. Il m'arrive fréquemment, lorsque je suis parmi d'autres malades, d'échanger juste un sourire. Nous ne nous connaissons pas, mais sommes dans la même galère alors un regard suffit à se comprendre. Ce matin-là, une dame d'une cinquantaine d'années est assise près de moi. Je ressens son angoisse et après avoir échangé avec elle un sourire, je lui demande :

– Vous avez rendez-vous à quelle heure ?

– À 8 heures 50, avec le Docteur Baux.

– Ah ! Moi c'est à 9 heures ! Vous êtes de Lille ?

– Non, de Valenciennes. C'est un peu loin, mais je suis suivie ici depuis mon opération.

– Opération de la thyroïde ?

– Oui, il y a un mois. Un cancer.

– Ah oui je vois que vous portez aussi un foulard pour protéger la cicatrice des UV… Ajouté-je avec un sourire complice.

– On vous a conseillé une crème spécifique pour la cicatrice ? me demande-t-elle.

– Oui, une crème hydratante et apaisante. On m'a dit de la masser matin et soir afin d'éviter les adhérences et qu'elle ne boursoufle.

Cet échange de petits conseils entre malades est interrompu par le Dr Baux qui appelle le patient suivant, il s'agit justement de la dame avec laquelle je viens d'échanger quelques mots. Ce bref dialogue nous aura permis de nous sentir un peu moins seules pendant l'attente. Parler avec d'autres malades permet de se rendre compte que l'on n'est pas un cas unique et de sortir d'une forme d'égocentrisme que notre peur de mourir peut exacerber.

Le Dr Baux me reçoit dans son cabinet, il veut me communiquer les résultats des différents prélèvements effectués lors de l'opération. Je sens le stress m'envahir, j'ai mal au ventre. Que va-t-il m'annoncer ?

Il m'apprend que les cellules cancéreuses ne se sont pas propagées hors de la thyroïde. C'est une excellente nouvelle et cela augure d'une probable guérison complète concernant mon cancer médullaire.

En revanche, les résultats de l'anapath (ou anatomopathologie, spécialité médicale qui consiste à examiner les organes, les tissus ou les cellules, pour repérer et analyser des anomalies liées à une maladie) qui viennent d'arriver révèlent la présence de cellules cancéreuses d'un cancer papillaire, alors que j'ai été opérée d'un cancer médullaire. Pas vraiment très bon de combiner ces deux types de cancer…

Conséquence : je dois subir une cure d'iode radioactif afin de neutraliser radicalement toutes les cellules de ce second cancer. Apparemment je suis « un cas rare ». Tant mieux pour les autres, mais franchement dommage pour moi…

Quelques jours plus tard, nouveau courrier pour un rendez-vous le 22 avril à 9 heures 30, cette fois avec le Pr Canon. Chaque fois que j'ouvre ma boîte aux lettres et que je vois une enveloppe provenant de l'hôpital, mon cœur se met à battre plus vite et je sens l'angoisse me submerger.

Le jour dit, en arrivant dans le service, je note que la salle d'attente est bien remplie, comme c'est souvent le cas. Parmi les personnes présentes, je remarque une jeune femme d'à peu près trente-cinq ans qui se remaquille rapidement. C'est génial de se sentir encore femme même avec un cancer. Je souris en mon for intérieur, car il faut dire que le Pr Canon est particulièrement craquant. En parlant du loup, le voilà qui ouvre la porte de son cabinet et appelle le patient suivant, qui s'avère être justement cette ravissante jeune femme.

Je feuillette un magazine pour tuer le temps et dix minutes plus tard c'est à mon tour de franchir le seuil du cabinet médical. Après s'être enquis de ma santé, le Pr Canon examine ma cicatrice et se déclare satisfait du résultat, ce que je confirme car il faut bien avouer que la cicatrice est très discrète. Il revient sur le fait que je vais devoir subir une cure d'iode radioactif et me souhaite bonne chance pour la suite. Avant de partir, je tiens à lui exprimer ma gratitude pour son professionnalisme et son humanité. Je le sens touché.

5

LA SUITE DES RÉJOUISSANCES

Le vendredi 20 mai 2016, j'ai rendez-vous à l'hôpital de Lille afin que l'on m'explique le déroulement de la cure d'iode. C'est une infirmière très sympathique qui s'en charge, elle me fait visiter le service et répond à mes questions. Avant que je parte, elle me remet une ordonnance pour deux produits injectables que je dois me procurer à la pharmacie du centre hospitalier d'Arras. La date d'entrée pour cette cure d'iode radioactif sera le 21 juin 2016 en début d'après-midi.

Le dimanche 19 juin 2016 au matin, une infirmière vient à domicile me faire la première injection de Thyrogen. Le Thyrogen est un produit utilisé avant la neutralisation par l'iode radioactif des reliquats de tissus thyroïdiens, chez des personnes ayant subi une thyroïdectomie en raison d'un cancer de la thyroïde bien différencié, et qui ne montrent aucun signe de métastase.

Je suis assez anxieuse de ressentir des effets secondaires. Le lendemain matin, seconde et dernière injection. Comme le jour précédent, rien de particulier à signaler. C'est déjà ça de gagné !

Le mardi 21 juin à 13 heures, c'est le cœur gros que je monte dans le taxi qui me conduit à Lille. Le chauffeur de taxi, avec qui j'ai pris l'habitude de discuter depuis que je fais les navettes hôpital-maison, remarque mon air chagrin.

– Quelle petite mine aujourd'hui ! Ne vous en faites pas, ça va aller. Vous avez déjà connu pire !

– Oui, c'est vrai. Mais quitter ses proches pour aller à l'hôpital est toujours douloureux et oppressant.

Lorsque nous parvenons à Lille, je suis un peu moins tendue. Le fait d'avoir pu bavarder de choses et d'autres m'a fait un peu oublier mon angoisse pendant la durée du trajet.

En arrivant devant la porte du service de médecine nucléaire, je découvre que celle-ci est fermée à clé et qu'il faut sonner pour qu'une infirmière vienne ouvrir. J'ai l'impression d'entrer en prison.

La chambre où je vais passer ces trois jours d'hospitalisation est assez spacieuse et j'y installe mes affaires. En fin d'après-midi, un médecin entre, suivi d'une infirmière. Dans sa main se trouve une boîte en plomb contenant la fameuse gélule d'iode 131. La façon de procéder est un véritable cérémonial. Le médecin dépose la gélule sur ma langue et l'infirmière me tend un verre d'eau. J'avale et il vérifie que je n'ai plus rien dans la bouche. C'est sûr qu'il faut vérifier, des fois que j'aurais envie de me garder un petit chewing-gum radioactif ! Comme on me l'a conseillé, je bois beaucoup d'eau afin d'éliminer le plus possible la radioactivité.

Le lendemain matin, je dois passer une scintigraphie du corps entier. L'examen me paraît long et j'essaie de me détendre au maximum.

Victoire ! Les résultats sont bons et je n'ai pas besoin d'examens complémentaires. C'est le cœur plus léger que je passe la soirée devant la télévision.

Aujourd'hui vendredi, c'est le jour de la sortie. J'ai la visite du médecin qui m'informe que je devrai voir l'endocrinologue dans deux mois. Il me tend une ordonnance, en m'expliquant qu'il a diminué un peu mon traitement avec l'accord du Pr Vanghem. Il me rappelle que je serai à nouveau hospitalisée dans huit mois, pour une durée de vingt-quatre heures. Malgré la perspective de devoir retourner passer une nuit à l'hôpital, c'est malgré tout soulagée que je repars vers Arras.

La vie reprend son cours mais je constate, une fois de plus, que la maladie n'est pas facile à vivre au quotidien. Il y a cette fatigue omniprésente et souvent il m'arrive d'avoir peur lorsque je ressens une douleur inhabituelle. Tout de suite, une pensée me traverse l'esprit : et si c'était une récidive ? Et si… toujours cette épée de Damoclès au-dessus de la tête ! Il faut apprendre à vivre avec cette peur au fond de soi.

Comme je ne suis pas vraiment en état de pratiquer des activités physiques intenses pour me distraire, je lis énormément. Cette passion me vient de ma mère que j'ai toujours connue avec un livre entre les mains. C'est un moyen magique de se cultiver et de ne pas se centrer sur la maladie. L'évasion via la lecture est une seconde et puissante thérapie.

La deuxième cure d'iode est prévue le 10 avril, et je dois donc subir à nouveau les deux injections de Thyrogen avant d'être hospitalisée, cette fois pour vingt-quatre heures.

Le 10 au matin, je me présente à l'hôpital à 8 heures. Une fois sur place, tout se déroule comme la première fois. Le personnel soignant se montre toujours aussi attentionné et sympathique. Le lendemain au matin, le médecin m'apporte mon bon de sortie. Je devrai revenir le jeudi matin, mais cette fois juste pour un énième examen.

Ce lundi 13 juin 2016, toujours à 8 heures, je suis de nouveau à l'hôpital. Les réjouissances commencent par un prélèvement sanguin. Ensuite, une scintigraphie du corps entier. Les minutes me paraissent longues et je dois vraiment prendre sur moi pour patienter, le temps que l'examen soit terminé.

Dans le bureau du médecin, je pousse un grand ouf de soulagement lorsqu'il m'annonce que tout est normal. J'ai presque envie de l'embrasser ! En sortant de l'hôpital, j'ai l'impression de voler, tellement je me sens légère et libérée.

6
INQUIÉTUDE

J'ai pu constater qu'une fois opéré et rentré chez soi, il faut apprendre à se débrouiller seul. Après un tel traumatisme physique et psychologique, le malade est bien peu accompagné. Bien sûr, il y a les différentes consultations à l'hôpital, mais c'est uniquement pour la surveillance purement médicale afin d'éviter une récidive, et non pour un quelconque soutien psychologique.

En fait, il y a peu de réponses aux questions que l'on se pose, par exemple : est-ce normal de se sentir toujours fatigué, d'être démoralisé soudainement ? Sans parler des vertiges à certains moments et bien d'autres choses encore… Tous ces nouveaux désagréments me permettront-ils de travailler ? Les patients atteints d'un cancer devraient se voir proposer systématiquement l'aide d'un psychologue afin de pouvoir faire face au chamboulement qu'un cancer produit dans la vie.

De ma thyroïdectomie, j'ai gardé une séquelle, la corde vocale droite qui est restée paralysée malgré les séances d'orthophonie. Il en résulte des problèmes d'essoufflement à la marche ou lorsque je monte un escalier. J'en prends conscience quelques jours après être sortie de l'hôpital. Je vais faire quelques courses et au milieu du chemin je me retrouve totalement à bout de souffle. Sur le coup, je ne comprends pas ce qu'il m'arrive alors que je marche à mon rythme.

J'ai la confirmation de ce problème en rencontrant une dame qui a subi, elle aussi, une thyroïdectomie et pour qui, malheureusement, les séquelles sont dramatiques puisqu'elle a eu une trachéotomie suite à l'opération qui a été complètement ratée. En conversant, elle me dit avoir remarqué aisément que j'ai des problèmes de souffle, car elle connaît trop bien le problème.

Mon cas est différent du sien, le chirurgien qui m'a opérée m'a bien expliqué la raison pour laquelle le nerf récurrent droit a été sectionné lors de l'intervention. En cause, la tumeur qui était très mal placée. Je n'ose imaginer quelles auraient été les séquelles, si le chirurgien n'avait pas été à la hauteur.

Cette dame me parle d'une opération qui se nomme l'injection intracordale et qui est censée réduire ce problème. Elle consiste à injecter de la graisse (prélevée au niveau de l'abdomen ou de la cuisse par lipoaspiration). Cette graisse est ensuite injectée dans la corde vocale paralysée, sous contrôle d'un microscope opératoire.

Pour l'instant, je me documente à ce sujet mais je n'ai encore rien décidé. Je ne trouve rien de réjouissant à passer une fois de plus sur le billard, surtout sans être certaine du résultat.

Cette rencontre me conforte dans l'idée que pour essayer d'apaiser ses angoisses et trouver des réponses aux questions qui surgissent après une telle opération, il est indispensable de s'adresser à des personnes ayant les mêmes problèmes. En un mot, des personnes qui savent de quoi elles parlent.

C'est ainsi que je prends l'habitude de me rendre sur différents forums s'adressant aux malades de la thyroïde. J'y découvre que je ne suis pas seule à me sentir perdue, face à ces nouveaux phénomènes que je ressens sans pouvoir me les expliquer.

Les médecins ont coutume de déconseiller à leurs patients de chercher à s'informer sur Internet au sujet de leurs problèmes médicaux. Face au manque d'information de la part du monde médical, il faut pourtant trouver un moyen de se rassurer, de comprendre en partageant son vécu avec d'autres malades qui ressentent les mêmes troubles. Le meilleur médecin du monde ne pourra jamais ressentir à notre place. La souffrance et le mal-être ne sont pas uniquement théoriques et ne peuvent s'apprendre exclusivement dans les livres…

On ne peut ignorer cette formidable invention qu'est Internet, même si beaucoup de sottises y circulent. Toutefois, en restant circonspect vis-à-vis de certains sites aux informations douteuses, on peut se renseigner de manière pertinente sur une foule de sujets. Peut-être d'ailleurs est-ce cette pertinence qui dérange certains médecins, parfois moins au fait d'une pathologie et de ses manifestations que les malades eux-mêmes ?

J'ai beau faire le maximum pour me détendre, trouver des occupations pour oublier ce fléau familial qu'est le cancer n'est pas évident. Il revient hanter mon esprit sans crier gare. À ce moment-là, une peur subite m'envahit et je me rappelle que je suis en rémission, que dorénavant je suis une malade chronique de la thyroïde. Oui, aussi curieux que cela puisse paraître puisque je n'en ai plus, j'ai rejoint les rangs des malades de la thyroïde puisque je serai à vie obligée d'avaler une pilule pour compenser la perte de cette glande.

Dans ces moments de panique, je dois me raisonner, recouvrer le calme et faire confiance à l'avenir. Afin de m'aider, j'ai pris l'habitude de suivre des séances de méditation sur Internet. Ces séances de relaxation me permettent de « lâcher prise » et de décompresser. Durant quelques heures, je peux vivre normalement et essayer de garder un moral aussi bon que possible.

7
RÉVOLTE

Au tout début du mois de mars 2017, le titre d'un article attire mon attention. Son sujet est le Levothyrox, le médicament que je prends chaque matin. Je suis très étonnée d'y apprendre qu'une nouvelle formule va remplacer celle actuelle qui est sur le marché depuis de nombreuses années.

À la réflexion, je me demande quel est l'intérêt pour le fabricant de changer soudainement de formule, alors qu'aucun malade ne s'en plaint. Si tel avait été le cas, je l'aurais certainement appris car j'attache de l'importance à la santé, et je me tiens informée de l'actualité médicale.

Le jeudi 15 juin 2017, j'ai rendez-vous avec le Pr Vanghem et j'en profite pour évoquer le sujet qui me tient à cœur, la nouvelle formule du Levothyrox. Elle m'assure qu'il n'y a aucune inquiétude à avoir, et que je peux le prendre en toute confiance. J'avoue que je m'attendais à cette réponse, mais je ne suis pas du genre crédule. Malgré cette affirmation, je suis bien décidée à suivre de très près tout ce qui a trait à ce médicament dont ma vie dépend désormais. Je ne suis pas un objet et j'ai bien le droit de savoir ce que je vais ingurgiter quotidiennement, jusqu'à mon dernier jour.

Le samedi 17 juin 2017, ma boîte de Levothyrox ancienne formule étant terminée, je dois avaler mon premier comprimé de la nouvelle formule. Je n'ai pas d'autre solution puisqu'il me faut impérativement prendre mon traitement.

Le quatrième jour, je me sens anormalement fatiguée, on peut même dire complètement lessivée, vidée de toute énergie. Je souffre atrocement des articulations et je constate que j'ai des crampes, à des endroits auxquels je n'avais jamais eu mal. Même mes fesses sont douloureuses ! Inquiète de ces symptômes que je n'avais jamais eus depuis la prise de mon premier comprimé de Levothyrox ancienne formule (AF), je visite le site « Vivre sans thyroïde » fait par et pour les malades de la thyroïde.

Je découvre alors différents témoignages de malades qui, ayant commencé la nouvelle formule (NF) de Levothyrox, ressentent des effets indésirables plus ou moins supportables. Certains sont complètement dépassés et ne comprennent pas ce qui leur arrive, n'ayant jamais eu à subir de tels troubles lorsqu'ils prenaient l'ancien Levothyrox, parfois depuis de très nombreuses années.

Que se passe-t-il ?

Aucune annonce dans la presse, ni aux journaux télévisés, pour mettre la puce à l'oreille de ces malades... Pourtant les témoignages affluent au fil des jours sur différents forums Internet. Il semblerait que tous ceux disposant du Web et souffrant d'effets indésirables tout aussi pénibles qu'inexplicables, à la suite du changement de Levothyrox, convergent vers ces sites après avoir tapé « problèmes nouveau Levothyrox» dans les moteurs de recherche. De quelques dizaines, ils sont bientôt des milliers et je suis l'une d'entre eux. Non seulement nous devons vivre avec une maladie chronique, mais maintenant nous devons subir des effets indésirables parfois dramatiques.

J'éprouve une vive colère devant tant d'injustice, nous n'avons pas demandé à ce que l'on nous change notre médicament ! On nous avait juste parlé d'un changement de packaging, alors pourquoi tous ces problèmes que la majorité des médecins nient, préférant tenter de convaincre leurs patients qu'ils sont subitement devenus des cas psy ?

Cette attitude contestataire, cette volonté tenace que j'ai de me battre contre l'injustice, je les ai depuis ma plus tendre enfance.

Je crois que ma première révolte contre l'injustice remonte à mes cinq ans : mon père venait de décéder, et les jours suivant l'enterrement ma mère était anéantie. Quelques jours plus tard, elle recevait un courrier de mise en demeure concernant une facture d'électricité, qu'elle avait oublié de régler.

En rentrant chez nous, elle constata qu'il n'y avait plus d'électricité et elle se rendit à l'agence EDF, afin d'expliquer la raison de son oubli.

Non seulement l'employé qui la reçut ne manifesta aucune compassion, mais il lui compta des frais de pénalité pour un retard de deux jours. J'étais près de ma mère et je vis les larmes lui monter aux yeux, mais elle resta très digne et lui dit ce qu'elle pensait de ce manque total d'humanité.

Du haut de mes cinq ans, je me souviens encore de la dureté de cet homme face à ma mère, ce qui me révolta intérieurement. Cette injustice m'a laissé un goût amer. Ma mère, qui tenait absolument à ce que je ne manque de rien, travaillait sans jamais se plaindre, ne comptant pas ses heures. Elle m'a fait prendre conscience de l'injustice du monde dans lequel nous vivons, et de la nécessité de la combattre.

Plus tard, devenue adulte et mère, j'ai été confrontée à des injustices révoltantes au niveau médical, concernant deux de mes trois enfants, décédés depuis. J'ai dû réagir avec véhémence vis-à-vis des médecins dont le mauvais diagnostic a eu des conséquences, fatales sur la vie de l'une, et dramatiques sur les souffrances physiques et psychologiques de l'autre. Rien ni personne n'aurait pu m'arrêter lorsque j'ai dit ce que j'avais sur le cœur à ces médecins.

En tant que femme, j'ai été séduite par le courage admirable dont a fait preuve le docteur Irène Frachon, l'une des pionnières lanceuses d'alerte à l'origine du scandale du Mediator. Elle a réussi à apporter les preuves de la dangerosité de ce médicament sur la santé des malades qui en prenaient, et ce sans trembler face au très puissant laboratoire Servier. Son exemple m'a insufflé la force d'agir. Je me suis sentie davantage motivée pour agir et tenter d'entraîner avec moi tous les malades de la thyroïde dont les témoignages bouleversants résonnaient comme des appels au secours. Faisant mienne la devise du royaume de Belgique : « L'union fait la force ».

Je songe alors que plus nous serons nombreux à nous plaindre des effets indésirables de la nouvelle formule du Levothyrox, et plus nous aurons de chances d'être entendus. De cette réflexion m'est venue l'idée de mettre en ligne une pétition. Cette pétition servira de porte-voix pour crier leur souffrance à plus de trois cent quarante mille malades.

8

LA PÉTITION

« La maltraitance médicale est une réalité en France, et elle est très répandue. Pour autant, elle n'est pas inévitable. L'arme principale des professionnels maltraitants, c'est de laisser entendre que l'on ne peut rien contre eux. Il est temps qu'ils cessent de se croire tout-puissants. Pour cela il faut que les citoyens agissent.

En ce domaine, il n'y a pas de petits combats : demander qu'on vous écoute et que l'on vous explique, dire non quand on cherche à vous imposer ce que vous ne voulez pas, c'est déjà une victoire. Vous méritez d'être bien soigné.

Faites entendre votre voix ».

Extrait du livre *Les brutes en blanc. Pourquoi y a-t-il autant de médecins maltraitants ?* (Flammarion) du docteur Martin Winckler, et emprunté avec la bienveillante autorisation de l'auteur.

Que l'on ne s'y trompe pas, loin de moi l'idée de sous-entendre que tous les médecins sont maltraitants, très loin s'en faut !

Mais force est de constater que durant la crise du Levothyrox, si je me réfère aux milliers de témoignages de malades, nombre d'entre eux se sont heurtés au déni de leurs souffrances et n'ont pas trouvé, auprès de leur médecin, la réponse médicale et le soutien qu'ils étaient en droit d'attendre. Toutefois c'est surtout la dernière phrase de ce texte : « Faites entendre votre voix » qui a résonné en moi comme une évidence.

LA PRISE DE CONSCIENCE

De jour en jour je suis plus mal. Je ne peux plus me traîner, des douleurs intolérables me clouent au lit et je perds mes cheveux par poignées.

Depuis l'opération de mon cancer de la thyroïde, je suis inscrite sur des sites dédiés aux victimes de cette maladie afin d'y trouver un soutien. Un jour, je fais l'amer constat que des dizaines d'autres malades complètement perdus sont tombés subitement dans un état aussi catastrophique que le mien. Notre point commun : la prise quotidienne d'un comprimé de Levothyrox nouvelle formule. C'est bon, j'ai compris…

J'ai survécu à un cancer et voici qu'un médicament vital supposé m'aider ruinerait ma santé ? C'est injuste, révoltant, inadmissible ! Il me faut trouver une solution afin de sortir de cette impasse. Il faut impérativement que nous retrouvions l'ancienne formule du Levothyrox ou, tout du moins, que l'on nous propose un autre médicament qui nous permettra de reprendre une vie normale.

C'est cette certitude que je ne suis pas un cas isolé qui me décide à lancer une pétition. De jour en jour, de nouveaux témoignages apparaissent sur les groupes et forums Internet. Peu après avoir entamé une nouvelle boîte de Levothyrox, de plus en plus de malades se plaignent de troubles qu'ils n'ont jamais ressentis.

On ne peut plus parler de coïncidence, et chaque nouveau témoignage me conforte dans l'idée que ces maux ne peuvent provenir que de la nouvelle formule du Levothyrox. Cette montée en puissance des témoignages sur le Web permettra d'ailleurs aux tenants de la fumeuse thèse de l'hystérie collective de nier la véracité des troubles. Qu'importe, car les malades qui, eux, n'ont pas de liens d'intérêts avec le laboratoire, continueront à se battre.

Depuis que les troubles induits par ce changement de formule se sont abattus sur des milliers de malades, l'information reste toutefois confinée dans le microcosme de sites dédiés aux malades de la thyroïde.

Aucune réaction des pouvoirs publics, tandis que beaucoup de médecins prennent les malades qui osent se plaindre pour des hypocondriaques. À la souffrance vient s'ajouter l'humiliation ! Dans le secret de leur cabinet, certains n'hésitent pas à rembarrer les malades avec une violence verbale à faire frémir le code de déontologie ! La situation est intolérable ! Il faut que cela cesse. Cette pétition doit servir à nous défendre, nous, les malades. J'ai la conviction que plus nous serons nombreux et plus grandes seront nos chances de nous faire entendre.

*

J'étais bien optimiste alors, car je ne n'imaginais pas que, presque trois ans après le début de la crise, beaucoup de praticiens continueraient à maltraiter, dans tous les sens du terme, les malades de la thyroïde… Aujourd'hui encore il n'y a qu'à prononcer les mots de thyroïde ou de Levothyrox pour que les visages se ferment et que le ton change…

SAMEDI 24 JUIN 2017 : JE SUIS EN COLÈRE

Je suis révoltée. Il y en a marre de toutes ces injustices, combien de médicaments et autres traitements ont-ils causé du tort aux malades ? Mediator, Distilbène, Dépakine, hormone de croissance, sang contaminé…

Et encore on ne parle que de ceux dont le scandale n'a pas été étouffé. Cela ne devrait pas arriver, un traitement est censé soigner, pas détruire ! Au lieu de cela, on nous fait avaler un comprimé qui nous esquinte.

La ferme, les thyroïdiens ! Avalez la pilule en silence. Vous verrez, la couleur de la boîte a changé, mais ce n'est qu'un « point de détail », vous pouvez le prendre les yeux fermés ! Ayez confiance… Mais la question fondamentale est : à qui pouvons-nous réellement faire confiance lorsqu'on voit tous ces scandales sanitaires ?

Non, je ne suis pas paranoïaque ! Ou alors, des milliers de malades de la thyroïde le sont devenus eux aussi en dénonçant le déni, voire l'hostilité, auxquels ils ont été confrontés lorsqu'ils ont osé dire qu'ils ne supportaient pas ce médicament.

Je sais, la colère n'est peut-être pas bonne conseillère, mais c'est elle qui, ce jour-là, me donna l'idée de rédiger une pétition contre le laboratoire qui a modifié notre médicament.

Je ne comprends strictement rien à cette histoire ! Qu'est-ce que l'on a encore inventé pour pourrir la vie de malades ?

Avant de me lancer, je relis la définition d'une pétition :

« Écrit signé adressé aux pouvoirs publics, qui exprime une opinion, une demande, une plainte, une protestation, un vœu, d'ordre particulier ou général ; requête collective signée, adressée à une autorité compétente. »

C'est tout à fait ce qu'il me faut pour tenter de faire entendre la voix des malades !

Ma décision est prise. Allez, j'y vais ! On verra bien… Je me connecte au site « mesopinions.com », et remplis un formulaire qui comporte cinq questions.

Nouvelle sur le site, je commence par y inscrire mes nom, prénom, adresse mail et mot de passe. C'est simple et impressionnant à la fois de lier son nom à une telle démarche.

Puis, première question : je dois indiquer si je suis une personne physique ou une personne morale.

Deuxième question : on me demande de préciser à qui s'adresse ma pétition, cela peut être un particulier, un groupe de personnes, une société, etc.

Il m'est également demandé de donner un titre censé attirer l'attention des internautes et les intéresser à la cause que je défends, sans oublier de présenter le problème que je voudrais voir traiter.

Enfin, je dois indiquer à quelle catégorie mon problème fait référence. Je clique pour lancer la demande de mise en ligne de la pétition.

ALEA JACTA EST

C'est fait, ma demande est envoyée. Moi, l'anonyme ménagère de plus de cinquante ans, je viens de franchir « mon » Rubicon. Désormais, il ne me reste plus qu'à patienter, afin de savoir si la pétition sera validée.

Cette attente m'angoisse car je crains un refus. Bien que convaincue de la justesse de la cause pour laquelle j'ai décidé de m'engager et de me battre, je me dis qu'il se peut très bien que celle-ci ne soit pas au goût des responsables du site.

Dans mon lit, je n'ai de cesse de me repasser tous les renseignements que j'ai donnés sur le site « mesopinions.com ». Et si j'avais commis un impair ou fait la moindre faute d'orthographe ? Ma nuit sera courte et peuplée de rêves où je remplis une kyrielle de formulaires.

Le lendemain, en début d'après-midi, je consulte mes messages et je constate que j'ai reçu un mail de Valérie, une des personnes gérant le site. Elle m'informe qu'il faut dix signatures pour valider la pétition.

Dix signatures… Ce nombre peut paraître dérisoire et pourtant, n'ayant presque plus de famille, je dois battre le rappel afin de les obtenir. J'en parle à mes proches et je leur demande d'aller signer la pétition.

Ça y est, j'ai enfin les dix ! Reste à passer aux choses sérieuses : toucher un maximum de personnes concernées afin qu'elles viennent grossir le nombre de signataires.

LA CHASSE AUX SIGNATURES

Je me rends sur différents forums dédiés aux problèmes de thyroïde et je laisse un message, pour informer les malades que j'ai mis en ligne une pétition concernant la NF du Levothyrox et réclamant le retour de l'AF. Je n'ai plus le choix : il faut absolument que je réussisse à obtenir le plus de signatures possible.

Chaque jour, je consulte la page de la pétition et constate que le nombre de signataires augmente.

De forum en forum, de site Internet en site Internet, l'info commence à tourner et la liste des signataires s'allonge. Malheureusement, cela ne touche que les personnes ayant Internet.

Beaucoup de malades de la thyroïde, dont de très nombreuses personnes âgées, n'y ont pas accès. Pourtant j'ai l'impression qu'en lançant une petite pierre en montagne, j'ai déclenché une avalanche. Sincèrement je ne m'attendais pas à une telle mobilisation. Manifestement cette pétition répond à l'attente de dizaines de milliers de malades qui se sentaient impuissants et qui ont, par le biais de la pétition, trouvé le moyen d'exprimer massivement leur souffrance et leur indignation d'être ainsi malmenés.

LE COMPTEUR S'AFFOLE

Je consulte le compteur des signatures. Et ça grimpe, ça grimpe ! Je suis sidérée par le nombre de signataires qui ne supportent pas la nouvelle formule du Levothyrox. Nous sommes donc si nombreux que cela ? C'est encore pire que ce que j'avais imaginé…

Alors que j'ai galéré pour avoir mes dix premières signatures, le 4 juillet 2017, ils sont déjà 1 896 signataires.

Le 7 juillet 2017, à peine deux semaines après la mise en ligne de la pétition, je constate, bouleversée, que le cap des 8 000 signatures vient d'être dépassé. Ils sont 8 287 exactement. Ce qui signifie autant de malades de la thyroïde en souffrance. La liste des signataires s'allonge inexorablement et pourtant beaucoup de gens sont en vacances. Vacances d'ailleurs souvent gâchées pour beaucoup de malades cloués au fond de leur lit.

Ça continue de grimper ! Le 16 juillet : ils sont 16 305 !

À ce stade, j'ai bon espoir que d'autres malades se joignent à nous puisque nous n'avons d'autre choix que de prendre ce fichu médicament qui nous rend malades. Je me dis que si nous atteignons les 100 000, peut-être serons-nous enfin pris au sérieux par les pouvoirs publics et le laboratoire Merck ?

DERRIÈRE CHAQUE SIGNATURE, UNE SOUFFRANCE

Je pense avec une tendresse compatissante à tous ces pétitionnaires qui ne me connaissent pas et qui viennent accroître le nombre de signatures, laissant au passage un commentaire témoignant de leur souffrance, leur mal-être, leur désarroi, leur colère de n'être pas crus par leur médecin.

Certains écrivent quelques mots, d'autres en revanche plusieurs lignes, en décrivant tout ce qu'ils ressentent depuis la prise de la NF du Levothyrox. Je suis touchée par la confiance qu'ils me témoignent et les espoirs qu'ils mettent en moi pour faire entendre notre cause et faire aboutir notre quête commune : le retour du Levothyrox AF.

Je ressens le poids des responsabilités qui pèsent sur mes épaules, celles que j'ai prises en mettant en ligne cette pétition. La machine est lancée et je ferai tout mon possible pour ne pas les décevoir. Je réfléchis au moyen d'alerter les pouvoirs publics. J'ai le cerveau brumeux avec cette fichue pilule, mais une idée me vient à l'esprit qui me paraît aller de soi : contacter la presse.

À charge pour elle d'alerter et de se faire l'écho de la situation sanitaire de milliers de malades de la thyroïde afin d'interpeller les autorités. Deux options s'offrent à moi, contacter la presse locale ou la presse nationale. Étant donné que les signataires sont de la France entière, il me paraît logique de me tourner vers la presse nationale. Mais après réflexion, je décide d'alerter la presse locale, plus accessible à l'anonyme que je suis…

COMMENT DONNER PLUS D'ÉCHO À LA PÉTITION ?

Le lundi 10 juillet 2017, j'envoie un mail sur le site de *La Voix du Nord* pour me présenter et informer que j'ai lancé une pétition sur Internet, concernant la nouvelle formule du Levothyrox. J'explique que cette pétition demande le retour de l'ancienne formule, car de nombreux malades se plaignent de graves effets indésirables induits par la nouvelle. Je demande de l'aide afin de médiatiser cette affaire et je laisse mes coordonnées. Je n'ai plus le choix, je dois jouer le tout pour le tout pour aider ces milliers de malades qui me font confiance.

Cette pétition en ligne, c'est très bien car le nombre de signataires augmente régulièrement, mais il faut impérativement la médiatiser pour toucher des personnes n'ayant pas Internet et obtenir encore plus de signatures afin de faire valoir les droits des malades. Les médias sont là justement pour aider à diffuser au maximum des informations utiles concernant la santé publique.

Le 16 juillet 2017, je constate que le nombre de signataires est toujours en augmentation. Naturellement je me réjouis de ce succès et croise les doigts pour que cela continue. Dans l'attente, je guette jour après jour ma boîte mail, un peu stressée, en espérant recevoir une éventuelle réponse du quotidien *La Voix du Nord*. Une semaine se passe. Puis deux, et toujours rien…

J'en déduis que le journal estime peut-être que le nombre de signataires est encore insuffisant pour se pencher sur le problème. Je reste donc optimiste et continue à surveiller quotidiennement le site de la pétition.

Je ne doute pas qu'elles seront de plus en plus nombreuses à signer, je dis « elles » car je rappelle que la majorité des malades de la thyroïde sont des femmes. *La Voix du Nord* finira bien par s'y intéresser.

LA PRESSE S'EN MÊLE

Le lundi 7 août 2017 au matin, la sonnerie de mon portable retentit. Au bout du fil, une voix masculine que je ne connais pas. L'homme décline son identité : « Bernard Virel, journaliste à *La Voix du Nord* ».

Je suis surprise, car bien que j'aie laissé mes coordonnées téléphoniques, je m'attendais à une réponse par mail. Il dit avoir pris connaissance de ma pétition et souhaiterait me rencontrer pour une interview. J'accepte sans la moindre hésitation et nous convenons du lendemain après-midi à 15 heures. Il m'informe qu'il sera accompagné d'un photographe.

Le jour dit à 15 heures, Monsieur Virel arrive. Après quelques mots de circonstance, l'interview commence. Je réponds à ses questions avec facilité puisque je ne dis que la vérité. Je dis juste ce que je pense et ce que je vis depuis la maladie. Une fois l'interview terminée, il téléphone au photographe et le prie de venir le rejoindre. Celui-ci arrive cinq minutes plus tard. Il me demande de m'asseoir sur le canapé et fait plusieurs photos de moi, dont une avec une boîte du Levothyrox nouvelle formule dans une main et dans l'autre une boîte de l'ancienne formule.

Sur l'écran de son appareil, il me montre les différents clichés qu'il a pris. Je n'ai jamais apprécié d'être photographiée car, ne me trouvant pas photogénique, je déteste me voir en photo. Bien que d'excellente qualité, je n'aime pas plus ses photos que les autres mais j'accepte leur publication, car je me dis que c'est pour la bonne cause.

L'interview se termine et je les remercie chaleureusement d'avoir fait le déplacement de Lille jusqu'à Arras. Nous nous serrons la main et le journaliste m'informe qu'il me préviendra de la date de parution de l'article.

Après leur départ, je peine encore à y croire ! Moi, anonyme fracassée par la vie, j'ai réussi à faire déplacer un journaliste d'un grand journal local et son photographe. Ils ont fait une cinquantaine de kilomètres pour me rencontrer, moi, « madame-Tout-le-Monde ». Si l'on m'avait dit qu'un jour je serais interviewée pour un article dans *La Voix du Nord*, je ne l'aurais certainement pas cru.

L'article en question paraît le 13 août 2017, comme le journaliste avait eu la courtoisie de me l'annoncer au téléphone. Évidemment, je m'empresse d'acheter le journal !

L'article est titré : « Troubles de la thyroïde : un changement de médicament qui ne passe pas ».

Le contenu de l'article est bien détaillé. On y parle de la pétition qui, à cette date, a déjà récolté 19 000 signatures. Aucun coup tordu, le journaliste a totalement respecté mes propos. J'y explique les raisons pour lesquelles le dosage du Levothyrox est difficile à établir. On peut y lire aussi le témoignage d'une habitante de Bondues (une commune du Nord) qui explique ce qu'elle ressent depuis la prise de la nouvelle formule du Levothyrox. Elle reconnaît que ses résultats d'analyse sanguine sont normaux mais, pour autant, elle certifie qu'elle n'est pas dans son état normal (problème d'humeur et état dépressif inhabituel). Elle aussi a signé la pétition en ligne.

À la suite de ce premier article, *La Voix du Nord* en publiera d'autres sur le « phénomène » Levothyrox.

L'IMPACT DES ARTICLES SUR LES MALADES

Suite aux différents articles relatifs à la pétition et parus dans *La Voix du Nord*, de nombreux messages de lecteurs arrivent à la rédaction qui finit par me demander l'autorisation de communiquer mon adresse mail.

Voici un exemple des très nombreux mails que j'ai reçus :

« Bonjour Madame,

Je vous remercie d'avoir donné vos coordonnées, et je vous prie de trouver ci-dessous le descriptif de ce que j'ai envoyé concernant les inconvénients majeurs qu'a subis mon épouse et dus à la nouvelle formule du Levothyrox.

J'ajouterai que mon épouse a failli avoir une ablation partielle de l'intestin avec pose d'une poche, car par deux fois elle a été admise aux urgences de l'hôpital car elle avait soit des diarrhées, soit une très forte constipation.

Sur les conseils d'un ami pharmacien, elle a pris de la levothyroxine en gouttes et elle s'est rétablie. De plus elle avait retrouvé une plaquette de l'ancien Levothyrox qui lui a permis d'attendre le 2 octobre dernier.

Nous souhaitons bénéficier de vos conseils et nous joindre à vous pour une action. »

9

LE DÉBUT D'UNE NOUVELLE AVENTURE

Fin août 2017, Valérie, une des personnes travaillant sur le site mesopinions.com, me téléphone et m'informe que ma pétition atteignant les 200 000 signatures, elle me propose de l'accompagner à Paris le 8 septembre. Un rassemblement de malades doit y avoir lieu devant l'Assemblée nationale. Ce sera aussi l'occasion de rencontrer Chantal L'Hoir, la présidente de l'Association française des malades de la thyroïde. Mathilde, une de ses collègues du site, se joindra à nous ainsi que des journalistes de France 3. J'accepte son invitation et nous nous mettons d'accord sur les détails pratiques relatifs à cette journée.

La conversation achevée, je suis enthousiasmée par cette invitation que je n'attendais pas le moins du monde. Sincèrement, je n'aurais jamais imaginé que le succès de la pétition me vaudrait d'être conviée à assister à un rassemblement à Paris. Moi qui n'étais, il y a quelques semaines encore, qu'une malade anonyme parmi des milliers d'autres, je vais être escortée par des journalistes pour assister à une manifestation devant l'Assemblée nationale ! C'est complètement fou !

En fait, je suis surtout heureuse à l'idée de pouvoir rencontrer des malades de la thyroïde et échanger avec eux.

Nous allons enfin pouvoir parler des troubles bien réels que nous subissons, avec des personnes ne nous considérant pas comme des hystériques, des mythomanes ou des hypocondriaques… Voilà qui va nous changer !

De plus, je suis honorée que Valérie m'ait proposé de me faire rencontrer la présidente de l'Association française des malades de la thyroïde (AFMT).

Les jours suivants, je n'ai plus que la date du 8 septembre en tête, j'ai tellement hâte d'y être. Je suis sur mon petit nuage, et ce malgré les douleurs articulaires et cette immense fatigue qui ne me quitte pas. Ces problèmes quotidiens, depuis la prise de la NF du Levothyrox, continuent de me gâcher mes journées et mes nuits.

LE RASSEMBLEMENT À PARIS

Le vendredi 8 septembre 2017 arrive enfin, je prends le train à Arras jusqu'à la gare de Lille Europe où je dois retrouver Valérie et Mathilde qui vivent et travaillent dans cette ville. Une fois sur place, parmi de nombreux voyageurs, j'essaie de repérer mes deux accompagnatrices. Je distingue à quelques mètres, face à moi, une dame brune assez menue et portant des lunettes qui me sourit et s'avance vers moi. Elle a vu ma photo dans le journal et me reconnaît sans peine. Elle se présente comme étant Valérie. Elle est accompagnée de sa collègue Mathilde, une jeune femme souriante. Après nous être saluées, nous allons boire un café dans un des établissements du hall de gare. Je me sens immédiatement à l'aise en leur compagnie et nous conversons chaleureusement.

Vingt minutes plus tard, nous nous rendons à l'endroit où nous devons retrouver une équipe de France 3, afin de faire des photos et une rapide interview. L'heure du train approchant, nous allons sur le quai pour attendre le TGV qui doit nous emmener à Paris. Durant le trajet, Mathilde et Valérie me parlent de leur métier et des différentes pétitions qu'elles voient passer entre leurs mains. Elles me posent des questions concernant ma santé et sur les problèmes de thyroïde en général.

À la descente du train, nous sommes rejointes par l'équipe de France 3 qui a voyagé dans le même train, mais dans un autre wagon. Il y a aussi monsieur Virel, le journaliste de *La Voix du Nord*, qui a tenu à être du voyage afin de réaliser un reportage sur le rassemblement d'aujourd'hui à Paris. Avant de sortir de la gare, les journalistes tiennent à m'interviewer à nouveau, au moment de mon arrivée à Paris. Je remarque les regards étonnés des voyageurs présents. Ils doivent se demander quelle personnalité je suis, cherchant peut-être à mettre un nom sur mon visage et ignorant manifestement que je suis « madame-Tout-le-Monde ». Pour ma part, je ne ressens aucun stress face à la caméra, je réponds aux différentes questions avec facilité.

Une fois que nous sommes sorties de la gare, Valérie appelle un taxi qui nous transporte jusqu'à l'Assemblée nationale. Afin de m'éviter toute fatigue, elle a décidé de faire l'impasse sur les transports en commun. J'apprécie beaucoup sa sollicitude à mon égard car, étant donné mon état de fatigue et mes douleurs, je suis très loin d'être en superforme et je me voyais mal emprunter les couloirs et les escaliers du métro.

Lorsque nous sommes parvenues à destination, je constate qu'une foule de personnes est rassemblée sur une petite place se situant près de l'Assemblée nationale.

Ce sont pour la plupart des malades et des personnes les accompagnant, car beaucoup de ces malades sont dans un état aussi pitoyable que le mien et auraient été incapables de se déplacer seuls.

LA MARCHE DES ÉCLOPÉS

Je regarde ce groupe de dangereux révolutionnaires composé à quatre-vingts pour cent de mamies pas très vaillantes. Ce sont donc elles, ces bêtes à discréditer, à abattre, car elles mettent le système en péril ?

Comment peut-on laisser entendre que ces mères, ces grands-mères, surmontant vaille que vaille leur épuisement et leurs souffrances, n'ont autre chose à faire que de venir manifester ? Il faut vraiment qu'elles souffrent et soient désespérées pour s'imposer un tel effort ! Certaines sont à peine en état de marcher et pourtant elles sont là, juste pour tenter de faire respecter leur droit d'avoir un médicament qui ne détruise pas leur existence. Formidable leçon de courage et de dignité.

Je me mêle à cette foule et parle avec de nombreuses personnes. Le discours est souvent le même, une incompréhension face à tous ces troubles souvent très invalidants qu'elles subissent. Pour certaines qui prenaient du Levothyrox ancienne formule depuis de nombreuses années, l'incompréhension est totale. Avant le changement de formule, elles n'avaient jamais ressenti de tels effets indésirables. Et toutes se posent la même question : pourquoi l'ANSM a-t-elle demandé au laboratoire Merck ce changement de formule ?

SOLIDARITÉ ET CHALEUR HUMAINE

Un septuagénaire s'approche de moi et engage la conversation. Il me dit être venu pour représenter son épouse, incapable de se déplacer depuis la prise de la nouvelle formule du Levothyrox. Il est terriblement inquiet pour elle et c'est la raison pour laquelle il a tenu à être présent. Il est très en colère de constater que les malades sont obligés d'avaler un médicament qui leur cause tant de problèmes, sans que l'on mette à leur disposition une alternative. Son épouse n'ayant plus de thyroïde, elle ne peut se passer de traitement sous peine d'en mourir. Dans ce contexte, quel choix a-t-elle ? Mourir faute de traitement ou souffrir à cause d'un traitement ? Il a le sentiment que les malades sont pris en otages. Il tient à me remercier d'avoir mis en ligne ma pétition et espère que nous obtiendrons gain de cause en ce qui concerne le retour de l'ancienne formule du Levothyrox.

D'autres personnes viennent vers moi et me remercient pour la pétition. Elles sont d'autant plus reconnaissantes que, me disent-elles, c'est grâce à celle-ci qu'elles ont compris pourquoi elles ressentaient tous ces effets indésirables sans pouvoir se les expliquer. Toutes espèrent que désormais leur médecin les prendra au sérieux.

Mais n'allons pas trop vite et revenons à cette manifestation.

Je suis parmi les manifestants et suis bouleversée par tant de souffrances et d'incompréhension. J'apprends que des malades n'osent plus prendre le volant car ils ont des vertiges et craignent de provoquer un accident. Les malaises en empêchent d'autres de sortir de chez eux car ils ont peur de tomber. Je me sens si proche de tous ces gens qui, pour certains, n'ont pas hésité à faire un long déplacement malgré leur état, afin d'être présents aujourd'hui.

Mais ce qui me met hors de moi, c'est d'entendre certains de ces malades qui se plaignent de ne pas être crus par leur médecin traitant ou leur endocrinologue. Les patients sont considérés comme des menteurs, des affabulateurs ! Quel intérêt pourrait-on avoir à raconter des mensonges à son docteur alors que l'on n'attend qu'une chose : aller mieux ? J'aimerais que l'on m'explique !

Toutes les personnes que je rencontre ce jour-là tiennent le même discours : on n'a pas assez averti les malades du changement de formule du Levothyrox. Pourquoi l'avoir passé sous silence ? Les pharmaciens prétendent ne rien savoir et disent ne pas pouvoir répondre aux questions des patients. Et côté corps médical, à part de trop rares exceptions, au mieux c'est la technique des trois petits singes : « ne rien voir, ne rien entendre, ne rien dire » ; et au pire, nous sommes des cas psychiatriques.

De nombreux journalistes sont présents, ils vont au-devant des malades et leur posent des questions. Je suis interviewée à plusieurs reprises et je réponds du mieux que je peux.

UNE RENCONTRE DÉTERMINANTE

Valérie me fait signe de la suivre et se dirige vers un groupe d'une dizaine de personnes. En approchant, je distingue une femme de grande taille, aux cheveux gris. J'apprends qu'il s'agit de Chantal L'Hoir, la présidente de l'AFMT.

Ainsi, c'est d'elle que j'ai entendu parler et qui depuis vingt ans défend la cause des malades de la thyroïde ?

Valérie fait les présentations et je vois sur le visage de Chantal se dessiner un grand sourire. Elle me prend dans ses bras, me plante deux bises sur les joues et me remercie d'avoir lancé la pétition. J'étais loin de m'attendre à un tel accueil ! À peine avons-nous échangé quelques paroles, que je constate que le courant passe vraiment très bien entre nous.

De prime abord, son franc-parler et sa stature peuvent intimider, mais à peine avons-nous échangé quelques mots qu'elle me propose que l'on se tutoie. Il est vrai que nous sommes du même côté, celui des malades, exclusivement…

Je me souviens encore de la chaleur de cette accolade, et de m'être dit que j'avais enfin rencontré une amie, une vraie. Une personne franche et directe, une personnalité très attachante qui me convient, et avec laquelle j'allais m'associer pour combattre efficacement les conséquences désastreuses de l'arrivée du nouveau Levothyrox.

Dans la foulée, je continue à répondre aux sollicitations des journalistes. À 11 heures va avoir lieu une conférence de presse à l'Assemblée nationale située à quelques mètres.

Tout naturellement, c'est aux côtés de Chantal L'Hoir que je m'y rends. Seules quelques personnes y sont admises, parmi lesquelles les journalistes, des médecins et certains membres de l'AFMT. J'ai le plaisir d'y rencontrer Mme Rivasi (députée européenne Europe écologie), qui défend notre cause. Cette femme de conviction, combattante infatigable, est de tous les combats sanitaires. De la dénonciation des répercussions de Tchernobyl sur la santé des Français au glyphosate, en passant par le dossier du mercure. Elle s'est aussi élevée contre l'influence des laboratoires pharmaceutiques sur les décisions gouvernementales.

Je n'ai pas assez de mes deux oreilles pour écouter les interventions des différentes personnes qui prennent la parole, leur discours est vraiment très intéressant et instructif.

À la fin de la conférence de presse, je me retrouve de nouveau près de Chantal L'Hoir, je lui dis combien je suis heureuse d'avoir fait sa connaissance. Elle me regarde avec des larmes dans les yeux et me répond qu'il en est de même pour elle. Ce moment restera gravé dans ma mémoire comme étant la naissance d'une belle amitié. Après que nous avons échangé nos numéros de téléphone, elle me propose de venir rejoindre leur équipe et de devenir bénévole de l'AFMT, pour la région des Hauts-de-France.

C'est avec joie que j'accepte son offre, car je suis plus que jamais décidée à m'impliquer dans le combat que nous menons. Vient ensuite le moment de nous quitter. Nous convenons de nous téléphoner très prochainement.

Je prends congé de l'équipe de France 3 et du journaliste de *La Voix du Nord*, qui n'ont pas hésité à me suivre à Paris. Puis, je rejoins Valérie et Mathilde et nous quittons l'Assemblée nationale. Il est prévu que nous allions déjeuner ensemble à côté de la gare. Nous optons pour une brasserie où nous nous attablons. Cela fait un bien fou de pouvoir s'asseoir, la fatigue commence à m'envahir et je me demande comment j'ai tenu le coup jusque-là. C'est autour d'un bon repas que nous échangeons nos impressions sur cette matinée extrêmement enrichissante.

Je leur annonce que désormais je fais partie de l'AFMT. Elles approuvent mon choix et me félicitent. Le déjeuner terminé, nous retournons vers la gare, Valérie et Mathilde m'accompagnent mais ne prendront pas le train en même temps puisqu'elles ont prévu de ne repartir que dans la soirée.

Une fois que je suis installée dans le TGV, les pensées m'assaillent et les images défilent. Je suis épuisée mais tellement heureuse d'avoir fait le déplacement à Paris. La rencontre avec Chantal L'Hoir, cette femme au grand cœur, infatigable battante, m'a fait un plaisir immense. Perdue dans mes pensées, je ne vois pas le temps passer. Me voici déjà arrivée à Arras.

LES RÉPERCUSSIONS DE MON VOYAGE À PARIS

Le 16 septembre 2017, à la suite du rassemblement de Paris, un article écrit par Bernard Virel, le journaliste qui nous y avait accompagnés, paraîtra dans le quotidien *La Voix du Nord*.

En première page, une photo où Chantal L'Hoir me tient dans ses bras, prise à l'Assemblée nationale après la conférence de presse. Quelle émotion de découvrir cette photo et de me remémorer ce véritable coup de cœur amical !

Dans son article paru après le rassemblement à l'Assemblée nationale, Bernard Virel déclare que c'est ma pétition qui a mis « le feu aux poudres », selon les mots de Chantal L'Hoir. Les différents effets indésirables décrits par les malades y sont repris avec soin. En troisième page, il explique que la ministre de la Santé, Madame Agnès Buzyn, a pris la décision de demander le retour de l'ancienne formule du Levothyrox dans les pharmacies. Cette ancienne formule, toujours disponible dans les autres pays européens, le sera également en France d'ici à quinze jours. Elle annonce aussi la possibilité, pour les malades, d'avoir des solutions alternatives à ce médicament d'ici un mois. Le laboratoire Merck n'aura donc plus le quasi-monopole de ce traitement pour l'hypothyroïdie.

À la suite de cet article, le journaliste me contacte à nouveau pour une interview au cours de laquelle il me pose différentes questions.

– Quelle est votre réaction après l'annonce de la ministre de la Santé ?

Je réponds que cela m'a surprise, car depuis le rassemblement à Paris le 8 septembre, rien n'a changé. Cette annonce est un vrai soulagement et une victoire pour les malades.

– Vous en êtes à l'origine ?

– Moi toute seule, je n'aurais rien pu faire. Ce sont les milliers de signataires de ma pétition qui ont gagné. C'est la preuve qu'il ne faut jamais baisser les bras, même si le combat est difficile face à un milieu médical sceptique. Je suis moi-même fatiguée et je souffre de nombreux troubles liés à la prise de la nouvelle formule, comme ceux qui ont signé la pétition. C'est cette union qui a fait notre force.

– C'est aussi la fin du monopole ?

Je réplique qu'effectivement, le laboratoire Merck ne sera plus le seul à fournir un traitement pour les problèmes de thyroïde, comme c'était le cas jusqu'à présent. Pour les malades, cela signifie qu'ils auront le choix entre différents médicaments.

Monsieur Virel intitulera le dernier paragraphe « La victoire des patients » et conclura :

« Finalement, Sylvie Robache et les autres patients qui ont signé la pétition ont eu raison d'y croire. Malgré le dédain affiché parfois par certains professionnels de santé et les autorités sanitaires, débordés par l'avalanche de critiques sur la nouvelle formule du Levothyrox, les malades ont obtenu une belle victoire avec le retour de l'ancien médicament et la mise en place de solutions alternatives. Une victoire, mais aussi la reconnaissance que les symptômes avancés par des milliers de malades n'étaient pas du domaine du fantasme. C'est dire le soulagement qu'ils peuvent aujourd'hui afficher, alors que leurs soucis sont reconnus. Une victoire qui montre aussi que la meilleure alerte sanitaire ne vient décidément pas des autorités, mais bien de la mobilisation de chacun d'entre nous. »

Tout est parfaitement résumé dans cet article. La suite prouvera toutefois que ce n'était, tout au plus, qu'une demi-victoire pour les malades de la thyroïde et que le combat pour la victoire complète était très loin d'être terminé.

Suite à cet article dans *La Voix du Nord*, certains malades n'ont pas hésité à téléphoner au quotidien afin de demander comment ils pouvaient me contacter. Devant le nombre croissant d'appels, le journaliste me proposa une solution. Pour répondre aux demandes de ces personnes, il me suggéra de communiquer mon adresse mail, ce qu'il fit dans un nouvel article.

Voici quelques-uns des mails qui m'ont été adressés :

« Bonjour,

Tout d'abord merci pour tout ce que vous faites, concernant cette affaire, et de permettre à des millions d'hommes et de femmes d'être informés et surtout de s'exprimer et se soutenir.

Comme toutes ces femmes je subis les effets indésirables de la nouvelle formule. Mon médecin ne m'écoutait pas, sauf peut-être à ma dernière visite.

Cela fait deux jours que j'ai arrêté de prendre Levothyrox pour savoir si tous les maux que je ressentais étaient produits par ce médicament.

Et, depuis deux jours, je n'ai plus mal à la tête, plus mal aux articulations, plus de mauvaise digestion et j'ai l'impression de retrouver un peu le moral que j'ai perdu.

Savez-vous comment je peux me procurer l'ancienne formule qui me convenait fort bien. Je vais en Italie bientôt, peut-être pourrais-je en acheter là-bas mais pour cela, faut-il une ordonnance ? »

*

« Bonjour madame,

C'est malheureux quand même que CERTAINS médecins restent sceptiques !!

Je me pose la question de savoir s'il faut reprendre, lors de notre renouvellement d'ordonnance, l'ancienne formule tout en sachant que sûrement après il n'y en aura plus !!! Que faire ? ?

Si je peux me permettre, il faudrait faire comprendre aux victimes des effets secondaires du Levothyrox qu'il ne suffit pas d'avoir signé la pétition mais qu'il faut le faire savoir aussi sur le site : signalement-santé…

Une personne a soulevé le problème lors de notre rencontre mercredi dernier.

Bon courage,

Cordialement. »

LES LAISSÉS-POUR-COMPTE

Certains malades ont eu la possibilité de m'écrire, de partager leurs inquiétudes, leur désespoir. D'autres se sont renseignés sur Internet afin de savoir comment ils pouvaient se procurer de l'Euthyrox (l'ancien Levothyrox).

Mais qu'en a-t-il été des personnes qui n'ont pas Internet ?

Il existe encore beaucoup de gens qui n'ont pas la possibilité d'écrire des mails ou de surfer sur la Toile. Et en premier lieu, les personnes âgées.

C'est pourquoi je ne peux ni ne veux oublier d'évoquer le cas des personnes en maison de retraite. Parmi ces aînés se trouvent des malades de la thyroïde, dont certains ont payé un lourd tribut à ce changement de formule. La différence avec les autres malades réside dans le fait que chaque matin, on leur apporte leur traitement sans leur expliquer le pourquoi ni le comment. Les proches de certains résidents présentant des troubles ont probablement soulevé le problème de la nouvelle formule auprès du personnel soignant. Mais pour les autres ?

Énormément de témoignages nous sont parvenus pour dire que très souvent des médecins, qu'ils soient en cabinet privé ou dans différents instituts, refusaient de remplacer la nouvelle formule par une alternative. Il était plus facile, et politiquement nettement plus correct, de mettre les troubles apparus sur le compte des pathologies préexistantes et du grand âge… Un jour, j'ai même reçu un appel d'une aide-soignante. Elle voulait savoir ce qu'elle pouvait faire pour aider une résidente d'un EHPAD souffrant de troubles qu'elle n'avait jamais eus avant la nouvelle formule. L'aide-soignante avait bien tenté d'en parler au médecin, mais elle s'était fait remettre sèchement à sa place.

Combien de personnes âgées ont-elles été dans le même cas ?

10

MA NOUVELLE VIE DE « MILITANTE »

LA PREMIÈRE PAUSE-CAFÉ

Dans certaines régions, des bénévoles de l'AFMT organisent une réunion mensuelle. Ces rencontres permettent aux malades de la thyroïde de venir parler de leur pathologie et de se soutenir mutuellement. C'est aussi le moyen de se tenir informé des avancées du combat que nous menons contre la nouvelle formule du Levothyrox.

Quelques jours après mon voyage à Paris, je décide d'organiser une première rencontre pause-café en tant que membre de l'AFMT, comme me l'a conseillé Chantal L'Hoir. Pour cela, il me faut dénicher un café en centre-ville. J'opte pour l'Eurostar qui se situe en face de la gare d'Arras. Ce café, assez vaste et confortable, pourrait bien convenir d'autant qu'il possède une terrasse pour les jours de beau temps. La date retenue pour cette réunion sera le 27 septembre 2017.

Une semaine avant le jour J, j'ai la surprise d'être contactée par un des journalistes de l'émission Envoyé spécial, l'une des émissions phares de France 2. Il désire savoir si j'accepterais de faire l'objet d'un reportage réalisé en partie chez moi, puis lors de la rencontre pause-café que j'allais organiser pour la première fois. Un peu estomaquée par cette requête, mais heureuse d'imaginer combien ce reportage pourrait être utile à notre combat, j'accepte. Il m'explique qu'il sera accompagné de deux personnes.

La vie réserve parfois de drôles de surprises, j'ai répondu à de nombreuses interviews mais de là à être l'objet d'un reportage…

Le matin du 27 septembre 2017, le journaliste m'informe qu'ils arriveraient vers 12 heures. À l'heure dite, un homme d'une trentaine d'années, très sympathique, se présente. Il est accompagné de deux collègues, un cameraman et une technicienne du son. Ils me mettent rapidement à l'aise et les différentes prises de vue se passent plutôt correctement. Je constate combien il faut de technique pour réaliser un reportage. Je suis filmée, entre autres, assise sur le canapé où j'explique avoir passé l'été chez moi, tellement je suis épuisée depuis la prise de la nouvelle formule du Levothyrox. Différentes prises sont faites dans la cuisine, où j'ouvre la porte du réfrigérateur afin de montrer la boîte de gouttes L-Thyroxine que j'ai eu beaucoup de mal à me procurer. J'explique que je prends ce médicament depuis le début de ce mois, mon médecin traitant ayant accepté de me le prescrire, mais qu'il n'a pas été simple de le trouver en pharmacie. Qu'une semaine après avoir commencé, je me suis sentie mieux. Que les effets indésirables ont diminué puis se sont espacés bien que la fatigue ait persisté.

Le reportage achevé, nous avons juste le temps de boire un verre d'eau et il faut déjà se hâter de rejoindre le centre-ville d'Arras, où se trouve le café que j'ai choisi pour la première réunion pause-café.

Une fois le matériel rangé dans le coffre de la voiture qu'ils ont loué, je m'assois à l'avant à côté du journaliste. Durant le trajet, je lui pose différentes questions sur son métier. Arrivés à destination, nous prenons la direction du café Eurostar, tout en plaisantant.

En approchant, j'aperçois une trentaine de personnes devant le café. Elles semblent attendre quelque chose ou quelqu'un. Et c'est à cet instant que je prends conscience que tout ce monde est là pour moi !

J'en suis émue et en même temps très intimidée. Lorsque je parviens à leur niveau, certaines personnes me remercient et me serrent la main. Je les invite à entrer dans le café et j'en profite pour informer les serveurs que je suis accompagnée d'une équipe d'Envoyé spécial. Si j'avais pris la peine, quelques jours auparavant, de téléphoner pour leur faire part de mon intention d'organiser une réunion dans leur établissement, j'avais omis de parler du reportage…

IMMERSION PARMI LES MALADES

Les clients présents sont étonnés de voir entrer autant de personnes en même temps, qui, de plus, sont suivies d'une équipe avec du matériel de reportage. Le patron du café nous conduit à l'emplacement qu'il nous a réservé. Chacun s'assoit où il peut, les femmes sont les plus nombreuses.

Il est difficile de se faire entendre parmi autant de monde. Les gens ne se connaissent pas mais, partageant le même vécu et les mêmes préoccupations, ils engagent rapidement la conversation.

Le journaliste prend les choses en main et parvient à calmer le brouhaha. J'observe tous ces gens venus pour me rencontrer et je remarque une petite dame âgée.

Toute menue et fragile, elle semble vraiment aller très mal. Le journaliste également l'a repérée et il s'approche d'elle pour l'interroger. Elle nous dit que depuis la nouvelle formule, sa vie est devenue un enfer. Qu'elle n'en peut vraiment plus. Cette petite mamie si frêle semble tellement désespérée que beaucoup, dans l'assistance, ont les yeux humides en la regardant. Tout en racontant sa souffrance face à tant d'effets indésirables, elle se met à pleurer silencieusement. Les larmes coulent sur ses joues tandis qu'elle nous confie qu'elle est à bout de forces et qu'elle songe à en finir avec la vie.

Que faire devant tant de détresse ? Je me sens bien impuissante mais je lui propose de venir s'asseoir près de moi. Je sais combien il est important pour une personne seule d'être écoutée et comprise. Faute de pouvoir restaurer sa santé d'un coup de baguette magique, je peux au moins lui donner un peu de tendresse.

Or, de nombreux malades ne sont guère plus vaillants qu'elle et chacun désire me parler. C'est un peu comme si j'avais le pouvoir de trouver une solution à leur souffrance. Mais je ne suis ni gourou, ni fakir et encore moins roi pouvant guérir les malades en touchant les écrouelles. Juste une malade peut-être un peu plus râleuse que les autres, qui a eu l'idée de lancer une pétition…

Le journaliste continue d'interviewer les personnes qui le désirent. Je constate une fois de plus combien de malades sont perdus et se sentent incompris et méprisés. Dans tous ces discours, des phrases reviennent en boucle : incompréhension devant leurs malaises, qu'ils n'avaient pas avant la nouvelle formule du Levothyrox. Peur de l'avenir s'ils ne retrouvent pas l'ancienne formule. Colère contre ceux qui ont décidé de changer un médicament qui leur convenait si bien sans même les en avertir. Colère aussi d'être la cible de railleries et d'attitudes méprisantes. Nous souffrons et on nous humilie ! Hippocrate doit se retourner dans sa tombe !

Face à tant de détresse, je me sens encore plus motivée pour poursuivre le combat.

Le sang bouillonne dans mes veines, il faut se battre malgré notre fatigue et toutes nos douleurs. Si j'avais besoin de motivation, il me suffit de regarder tous ces gens et de penser à tous ceux qui ne sont pas présents mais qui subissent les mêmes souffrances que nous.

Cette première rencontre pause-café restera gravée dans ma mémoire. J'ai été surprise de découvrir autant de monde venu à ma rencontre, et je prends fortement conscience du besoin des malades de pouvoir se retrouver entre victimes d'un scandale sanitaire.

La réunion se termine et petit à petit, chacun repart, conscient que le combat sera long mais aussi que l'union fait la force.

L'équipe d'Envoyé spécial repart également. Je garderai un bon souvenir de ce reportage et des personnes qui l'ont réalisé. Toutefois, ma déception fut grande lorsque vint le soir de la diffusion. Je constatai avec stupéfaction que les trois quarts dudit reportage avaient été supprimés. Déconcertant…

Qu'est-il donc arrivé à Élise Lucet ? Les malades attendaient tant de cette émission et voilà que la montagne accouche d'une souris. Elle dont j'admirais la pugnacité dans la recherche de la vérité, lors des précédents numéros de son magazine, je ne l'ai pas reconnue. Quoi qu'il en soit, je ne regrette nullement d'avoir participé à ce reportage et je ne suis en aucun cas découragée.

Au lendemain de la diffusion du reportage d'Envoyé spécial, les malades étaient déçus et scandalisés. Ils se sentaient trahis. Anny Duperey a même adressé une lettre de protestation à Mme Lucet, lui reprochant d'avoir été bien trop consensuelle. Ce faisant, elle traduisait, de manière beaucoup plus mesurée et élégante, ce que des centaines de malades qui s'étaient sentis floués avaient publié sur la Toile au sujet de ce reportage… Mais le mal était fait et la crédibilité des malades sérieusement écornée.

CONFÉRENCE DE PRESSE À PARIS

Le 27 février 2018, je me rends à Paris car une conférence doit s'y tenir. Son objet : faire le point sur les différentes démarches en cours et les actions futures à mener dans cette affaire de nouvelle formule du Levothyrox.

Je retrouve Chantal L'Hoir, ainsi que certains bénévoles, en fin de matinée dans un petit restaurant situé en face de la salle où va se dérouler la conférence. En arrivant sur le lieu du rendez-vous, je fais la connaissance de deux des médecins de l'association, le Dr Guillet et le Dr Bapt, tous deux extrêmement sympathiques. C'est bon de rencontrer des médecins qui ne prennent pas les malades de la thyroïde pour des hystériques…

J'ai le bonheur de rencontrer une authentique grande dame. Arrivée au café où d'autres bénévoles nous ont rejoints, j'ai la surprise de me retrouver face à Anny Duperey.

Anny Duperey qui a eu le courage de briser la loi du silence, quitte à prendre le risque de s'exposer aux railleries – qui ne lui ont d'ailleurs pas été épargnées. On connaissait l'actrice de talent d'une beauté sublime, et voici qu'elle ose casser l'image en parlant publiquement de ses troubles intestinaux. Quel courage ! Elle révèle qu'elle souffre de la thyroïde depuis plusieurs années, et ressent certains effets indésirables avec la nouvelle formule du Levothyrox. En faisant ces révélations, elle met sa notoriété au service des malades de la thyroïde. Je suis d'autant plus impressionnée de découvrir « en vrai » cette femme d'une classe infinie que j'admire tant. Pas un instant je n'aurais pu imaginer qu'un jour je prendrais un café avec elle ! C'est un honneur inespéré pour moi de faire sa connaissance.

À cette occasion, je constate à quel point elle est restée simple. Il n'y a pas, d'un côté, Madame Duperey actrice et écrivaine, et, de l'autre, le commun des mortels ici représenté par de « vulgaires » malades. Non, elle est simplement un être humain dialoguant, sans trace de condescendance, avec d'autres êtres humains. C'est certain, elle est des nôtres !

LES MALADES PRENNENT LA PAROLE

Vers 17 heures, tout le monde se dirige vers la salle qui se trouve à quelques mètres.

Des malades sont déjà présents et d'autres arrivent en un flux ininterrompu. Chantal L'Hoir s'installe à une longue table placée sur une estrade, où prennent place d'autres membres de l'association, les médecins de l'AFMT et Anny Duperey. Chacun prend la parole à tour de rôle et se présente. Il est évidemment question des effets indésirables liés à la nouvelle formule du Levothyrox, et notamment des cas les plus graves. Tous s'accordent à dire qu'ils ont découvert grâce à ma pétition l'importance et la fréquence des effets indésirables liés à la NF. Chacun me remercie chaleureusement et ces marques de reconnaissance me touchent profondément tout en m'intimidant. Sincèrement, je ne sais plus où me mettre, d'autant que Chantal L'Hoir prend la parole et me fait remarquer que j'aurais dû être assise à ses côtés. À cet instant, je prends conscience de l'impact de la pétition sur l'AFMT, une importance que je n'avais pas mesurée.

Puis les personnes du public qui le souhaitent peuvent poser des questions. Ce sont les médecins qui sont les plus sollicités pour répondre, car les questions tournent principalement autour de la pathologie des malades.

Ensuite, nous entendons des témoignages bouleversants.

Il y a celui de cette dame d'une quarantaine d'années, qui explique le cas de son mari décédé à l'hôpital. Il s'était senti très mal quelques jours après avoir commencé à prendre la nouvelle formule du Levothyrox, et son médecin, ne comprenant pas de quoi il souffrait, l'avait fait hospitaliser. Attribuant le décès de son mari au changement de formule, elle se dit révoltée par tant d'injustice et de déni de la part du milieu médical.

D'autres malades prennent la parole, dont une dame d'une soixantaine d'années appuyée sur des béquilles. Elle souffre et ne peut plus marcher sans être soutenue. Malgré ses gros soucis de santé, elle a tenu à être présente ce soir parmi nous.

D'autres malades présents dans la salle marchent aussi avec difficulté, et cela depuis qu'ils prennent la nouvelle formule du Levothyrox.

« C'est la marche des éclopés ! » lance un malade guère plus vaillant.

Voilà comment, à cause d'un médicament, on peut se retrouver avec autant de problèmes de santé invalidants.

Tous ces gens, dont certains sont vraiment très mal en point, ont voulu être à nos côtés ce soir pour que leurs souffrances physiques et psychologiques soient enfin reconnues. Car oui, on nous a qualifiés de menteurs, d'hystériques. Personne ne veut nous croire quand nous affirmons ce que nous ressentons depuis la nouvelle formule du Levothyrox.

C'est ce qui ressort du discours d'une majorité de malades, le monde médical met en doute notre parole. Cet état de fait est révoltant et écœurant ! Ne pas croire tous ces patients, donc ne pas essayer de les soulager – si ce n'est peut-être en prescrivant des anxiolytiques et des antidépresseurs, qui dans le cas présent ne servent à rien – et en plus leur dire qu'ils sont hystériques ! Pour résumer, le monde médical refuse de reconnaître la responsabilité de la nouvelle formule du Levothyrox dans ce scandale sanitaire.

Cette situation me donne la nausée, j'ai envie de vomir devant tant de malhonnêteté. Ils devaient certainement se dire que ces pauvres malades allaient avaler leur cachet tous les matins sans se poser de questions. Et également sans se rendre compte que la formule de ce médicament avait changé. On peut aller plus loin dans le cheminement : ces pauvres crétins vont servir de cobayes ! Parce que c'est à cela que nous avons servi à notre corps défendant. C'est en France que l'on a sorti la nouvelle formule du Levothyrox, c'est le premier pays où il a été commercialisé.

Lorsqu'il est question d'argent, l'être humain peut devenir le plus grand prédateur. Il en oublie complètement les valeurs humaines, si tant est qu'elles existent encore pour certains. Car force est de constater qu'année après année, les valeurs morales qui régissent la vie en société ont toutes disparu les unes après les autres, au profit du tout-fric érigé par l'État comme une religion. Tout est question de pognon, il n'y a plus que ça qui compte, l'humain et le devenir de la planète sont depuis belle lurette passés au second plan. Mais il existe encore, et heureusement, des gens comme nous, pas assez nombreux au demeurant, qui continuent de croire envers et contre tous que la santé et la vie sont bien plus importantes que les considérations financières.

La conférence achevée, une ribambelle de malades se retrouve sur l'estrade afin de rencontrer Chantal L'Hoir et échanger quelques mots avec elle. Ils veulent aussi demander conseil aux différents médecins présents et remercier Anny Duperey pour son implication dans notre combat, quitte au passage à lui demander un autographe…

Petit à petit la salle se vide et les personnes quittent l'estrade. Chantal L'Hoir propose alors aux bénévoles de l'association de se réunir dans le petit restaurant où nous avions mangé le midi, afin de dîner tous ensemble. Cela nous permet de discuter, d'échanger nos impressions sur tout ce que nous avons vu et entendu ce soir. Je dois dire que je suis heureuse de pouvoir me détendre, car la fatigue commence à peser très lourd. Ce repas est l'occasion de partager notre sentiment sur les personnes rencontrées après la conférence et de faire plus ample connaissance entre bénévoles.

Le lendemain matin, l'équipe de l'association s'est donné rendez-vous devant le ministère de la Santé. Seuls les médecins de l'association et Chantal L'Hoir sont autorisés à y pénétrer.

Puis nous repartons vers nos différentes régions de France en déplorant de ne pas nous rencontrer assez souvent.

LES RÉUNIONS S'ENCHAÎNENT

Début décembre 2018, je prends à nouveau la direction de Paris où une conférence de presse doit avoir lieu à la mairie du 2e arrondissement. Il est question des étapes franchies dans les recherches sur la nocivité de la NF du Levothyrox. Les médecins de l'association réaffirment leur détermination à faire éclater la vérité, lorsqu'ils auraient les résultats des analyses scientifiques. Alors que la partie adverse reste arc-boutée sur sa version des faits et assure n'avoir rien à se reprocher, nous sommes plus que jamais résolus à lui prouver le contraire. C'est également l'occasion de se revoir, bénévoles, médecins et… Anny Duperey toujours fidèle au poste.

Différentes réunions d'information se succèdent en 2019 dans plusieurs régions de France. Le temps peut sembler long pour tous ceux qui attendent et espèrent le dénouement de l'affaire du Levothyrox NF. Pourtant il faut être conscient qu'un scandale sanitaire peut durer des années, des décennies parfois, avant que l'on sache vraiment ce qui s'est passé. Et encore, si la révélation de la vérité n'est pas étouffée dans l'œuf ! Les souffrances endurées par les malades méritent que cette vérité éclate, mais quand ? Il serait juste que nous, malades, sachions enfin ce que nous avons avalé qui a eu un effet désastreux sur notre santé, notre vie personnelle et professionnelle.

LES TRACES DE LA SOUFFRANCE DES MALADES

Les personnes ayant signé la pétition en ligne « Contre le nouveau Levothyrox dangereux pour les patients ! » ont tenu, pour certaines, à laisser un commentaire. J'en ai choisi quelques-uns parmi plus de cent quatre-vingt-sept milles. Et le nombre de signatures continue d'augmenter, presque trois ans après le début de la crise du Levothyrox.

Voici quelques témoignages laissés sur le site de la pétition :

2017

« Suite à l'ablation totale de la thyroïde je suis sous Levothyrox 125 depuis 2015. J'ai pris le nouveau sans savoir qu'il avait changé car mon médecin ne m'a pas informé et j'ai fait la réflexion à mon pharmacien, il m'a dit : c'est un nouveau packaging. En toute confiance je l'ai pris, j'ai eu des vertiges migraines et nausées, et somnolence inexpliquée. Surtout très dangereux de s'endormir n'importe où. Au bout de 3 semaines j'ai fait une prise de sang, résultat normal. Après avoir cherché ce que j'avais changé depuis, il me restait de l'ancienne formule, au bout de 4 jours plus aucun symptôme. Donc ce nouveau Levothyrox : tout le corps médical veut nous faire croire que c'est psychotique, ils se rendent pas compte qu'on est obligé d'en prendre jusqu'à la fin de notre vie et que l'on a déjà galéré pour régler la TSH. Et maintenant on nous ment sur une nouvelle formule. IL FAUT RETOURNER À L'ANCIENNE FORMULE SINON CA VA ÊTRE L'ENFER. SOYEZ NOMBREUX À VOUS MANIFESTER POUR NOTRE BIEN-ÊTRE, NOUS

NE SOMMES PAS DES COBAYES.» (Ceaulmont, le 01/07/2017 à 22:35:32)

*

«Je suis en hypo depuis 20 ans et je sais combien il est difficile de vivre avec tous les symptômes impossibles à stabiliser. Il y avait eu une interdiction du générique du Levothyrox, n'est-ce pas ces mêmes excipients que l'on retrouve dans le nouveau Levothyrox? Nous avons déjà assez de problèmes de poids et de sommeil, pour les gens non concernés ce n'est pas la mort, mais pour nous c'est un sujet très sensible quand on sait tous les efforts que l'on doit faire pour avoir une vie à peu près normale. On nous met devant le fait accompli. Honteux.» (Sciez, le 02/07/2017 à 01:25:08)

*

«Je suis une parente d'une personne traitée pour une hypothyroïdie qui a vu sa santé gravement détériorée par la nouvelle formule de Levothyrox. Cette personne malgré un arrêt du Levothyrox et un passage à la L-thyroxine depuis quelques semaines récupère très lentement de ce qu'on pourrait appeler un empoisonnement autorisé par l'ANSM et Merck et réfuté d'emblée par plusieurs médecins censés assurer une pharmacovigilance accrue.» (Cabanac, le 03/07/2017 à 15:53:28)

*

« Bonjour à vous tous ; je suis une maman, et grand-mère très en colère ; ma fille et ma petite-fille sont des "lévothyroxiennes" ; je sais, ce nom n'est pas aussi connu que "souris", "rats", "hamsters" ou autres animaux de laboratoire : je crois qu'il faut arrêter de faire "des expériences" sur des humains, en se permettant de changer, sans prendre en compte les personnes concernées. Laboratoires, savez-vous la difficulté pour les malades de stabiliser la TSH ???? Ne regardez pas le profit financier, mais participez au bien-être des patients ; ce n'est pas rigolo du tout, les passages d'adaptation, les effets secondaires qui ouvrent sur d'autres pathologies. Je suis contre les "expériences interdites". Une maman/grand-mère en colère. » (Roscoff, le 03/07/2017 à 16:15:45)

*

« Thyroïdectomie complète en 1998 avec thyroïde ectopique en 2009, sous Levothyrox 175. Depuis la nouvelle formule gros problèmes de crampes, problèmes cardiaques, bouffées de chaleurs et insomnies importantes… ». (Pourrières, le 08/09/2017 à 17:44:12)

*

« J'ai eu une thyroïdectomie totale en 2008 sans aucun problème avec l'ancienne formule ; avec un contrôle par an à la prise de la nouvelle, avec pour seule indication : NE PAS MÉLANGER LES DEUX, de la pharmacie. S'en est suivie une grande fatigue, un changement complet de mon traitement anticoagulant, tension, perte de cheveux, baisse de tension,

étourdissements, dors très mal. Le TSH est stabilisé, les douleurs perdurent, manque d'énergie ainsi que les cheveux qui tombent… Cordialement avec vous tous.» (St-Cernin-de-Larche, le 17/12/2017 à 12:07:20)

2018

«Bonjour. Après une ablation totale de la thyroïde, et sous Levothyrox 125 pendant 4 ans où tout se passait bien, ma maman passait à la nouvelle formule début été 2017. Là ont commencé les problèmes, nausées, vertige, grande fatigue… Après moult examens et hospitalisations, toujours le même diagnostic : vous n'avez rien ou êtes peut-être en dépression… Ma maman est partie un dimanche d'avril se promener et n'est jamais rentrée. Les pompiers l'ont retrouvée inanimée dans un fossé. Depuis ce jour-là je m'interroge… Mais me sens seule et impuissante.» (Muriel, le 11/10/2018 à 22:31:36)

*

«Ma femme est dialysée 3 fois par semaine. À chaque dialyse elle était prise de crampes, vomissait et ça se passait toujours très mal, en plus elle perdait ses cheveux. Comme j'ai de la famille à la frontière belge nous faisons revenir ce médicament L-Thyroxine, et plus de problème en dialyse ni de perte de cheveux» (Alain, le 08/11/2018 à 08:59:49)

*

«Je signe la pétition parce que je prends du Levothyrox depuis 22 ans. La nouvelle posologie du Levothyrox m'occasionne

de nombreux effets secondaires comme perte de cheveux, affaiblissement, douleurs articulaires. C'est inadmissible de savoir que les laboratoires utilisent des personnes malades pour les rendre encore plus malades. Comment les autorités laissent faire cela…» (Le 10/12/2018 à 23:57:32)

*

« Depuis la nouvelle formule, je ne dors presque plus et ça fait deux mois que je prends Levothyrox 75 mg. Mon médecin m'a augmenté de 25 mg car prise de sang pas bonne et depuis j'ai de sérieux vertiges, comme un bateau qui tangue toute la journée, qui me fait perdre l'équilibre, donc je n'ose plus sortir pour mes tâches quotidiennes de peur de tomber. » (Marie, le 03/12/2018 à 13:37:09)

2019

« Stop, vous avez gâché ma vie. Ma santé, ma vie personnelle (divorce en cours) et ma vie professionnelle… » (Bedioune, le 07/04/2019 à 14:46:38)

*

« Inadmissible que les laboratoires pharmaceutiques ainsi que l'Agence nationale du médicament soient aussi légers dans leurs prises de décision envers les patients. » (Saillenard, le 09/04/2019 à 10:26:49)

*

« Opérée il y a 30 ans d'une ablation quasi totale de la thyroïde, j'étais bien jusqu'à l'arrivée de la nouvelle formule du Levothyrox. J'ai eu des troubles allant d'une fatigue extrême à la perte de cheveux, douleurs articulaires impossibles à calmer, troubles cardiaques… Deux ans plus tard, je ne retrouve pas mon équilibre, et suis fatiguée de me battre sans être comprise. Mais pourquoi a-t-on changé un médicament vital pour nous ? Merci de votre écoute. » (Le 11/04/2019 à 10:48:09)

*

« Rescapée du Mediator il y a une dizaine d'années, maintenant la nouvelle formule : principalement alopécie frontale et surtout vertiges+++ avec chute. » (Le 14/04/2019 à 09:21:33)

*

« Ayant eu un cancer de la thyroïde mon mari a dû prendre du Levothyrox. Depuis quelque temps il est d'une humeur massacrante et il ne dort que quelques heures par nuit. Robert » (Le 19/04/2019 à 09:06:56)

*

« Nous avons vu notre fille dépérir de jour en jour depuis 1 an 1/2. Et miracle, revenir à l'ancienne formule a été impressionnant… » (Penmarch, le 14/05/2019 à 13:39:35)

*

« Un an et demi. J'ai 22 ans, on m'a découvert un Hashimoto l'an dernier au mois de janvier 2018. J'étais heureuse de mettre un nom sur ces symptômes. Un an et demi que je prends ce médicament et que je vois ma TSH baisser et mes symptômes ne pas bouger, voire augmenter. Un an et demi que les médecins vous disent « on va attendre que tu descendes à 1 pour voir si ça va pas mieux, et si ça va pas mieux c'est qu'il faut chercher ailleurs. » 2 IRM du cerveau, 10 séances de kiné vestibulaire, 8 séances d'orthoptiste, une centaine de prises de sang pour un résultat qui est toujours là : ma TSH baisse mais mes symptômes sont toujours présents, voire parfois pire. Je signe parce que les femmes et les hommes atteints de problème de thyroïde ne sont pas écoutés dans le monde entier. On préfère aujourd'hui écouter des médecins qui n'ont pas eu de dérèglement thyroïdien que des milliers de patients avec des symptômes similaires qui subissent tous les jours cet acharnement dans l'attente de réponses, que parfois certains n'auront pas. Nous ne sommes pas des produits testeurs. Nous sommes des humains, ne l'oubliez pas. » (Sainte-Foy-lès-Lyon, le 21/06/2019 à 23:51:47)

*

« Je signe parce que je veux savoir pourquoi j'ai tant souffert durant six mois de prise de cette nouvelle formule du Levothyrox, de fin MARS 2017 à SEPTEMBRE 2017 : tachycardie, bouffées de chaleur, perte de cheveux, céphalées

(à tel point que je croyais que j'avais une tumeur au cerveau !), douleurs articulaires et musculaires, je n'arrivais plus à lever mon bras droit ! Nausées, vomissements, j'ai eu mes règles sans interruption durant ces six mois de prise de cette nouvelle formule de Levothyrox, très très grande fatigue... C'était comme si j'avais une grippe ou une intoxication alimentaire en permanence... Et tout ceci avec une TSH normale !! Et depuis, après avoir changé d'alternatives plusieurs fois, je garde des séquelles très douloureuses : brûlures de la langue, du palais, des gencives et des dents, j'ai dû changer d'alimentation : plus de café, plus d'agrumes, plus d'épices, plus de tomates, etc. Il faut que la vérité éclate. Je veux savoir POURQUOI nous sommes des milliers de malades à ne pas avoir supporté cette nouvelle formule du Levothyrox et à être tombés si malades !! » (Le 22/07/2019 à 22:37:33)

*

« Malade avec la nouvelle formule (vives douleurs dans le dos). Retour à la normale avec l'ancienne formule. J'ai actuellement une boîte qui vient de Russie !! Et après ?? Je demande que le laboratoire Merck revienne à l'ancienne formule pour les personnes qui la supportaient bien. » (Monique, le 15/11/2019 à 17:48:50)

*

Les commentaires de la pétition dérangent. Sur certains forums et sites médicaux réservés aux professionnels de santé, la contre-attaque s'organise et certains éructent sans vergogne leur mépris des malades.

Pour exemple ce commentaire publié sur un site réservé aux médecins, qui est loin d'être le pire, mais j'ai choisi de ne pas faire indirectement la « promotion » de messages beaucoup plus méprisants :

« Une consultation chez un psychiatre (date de publication le 14 janvier 2018). Il faudrait offrir à tous les malades du Levothyrox une consultation gratuite chez un psychiatre ou psychologue au choix »...

Dr G.R. ancien interniste »

Ainsi, c'est vraiment ce qu'ils pensent de nous ?

Cependant, certains médecins osèrent monter au créneau pour défendre des malades qu'ils suivaient depuis des années et pour lesquels ils avaient acquis la conviction qu'il ne pouvait s'agir d'un problème psy. Mal leur en prit ! Car on ne transgresse pas impunément la règle des trois petits singes...

Face à cet océan de détresse, à ces souffrances souvent niées par ceux supposés nous soigner, l'État ne bouge pas le petit doigt. Des malades ont même écrit à M. Macron, président de la République. Ils essaient de frapper à toutes les portes, en espérant que l'autorité suprême puisse les aider. Mais que nenni. Un vague conseiller leur adressera simplement un courrier stéréotypé et fort peu documenté.

Et tandis que l'ANSM et le laboratoire Merck restent inflexibles et campent sur leurs positions, fin 2019, des malades continuent à signer la pétition en ligne...

Une pétition est un outil extraordinaire qui, à l'instar d'un porte-voix populaire, offre aux anonymes la possibilité de se faire entendre.

Celle-ci aura au moins eu le mérite de contribuer à l'arrivée de plusieurs solutions de remplacement au Levothyrox. Ce soulèvement des malades aura aussi permis que des scientifiques se penchent sur les problèmes liés à l'introduction de cette nouvelle formule, et de mener une étude mettant en évidence la non-bioéquivalence entre l'ancienne et la nouvelle formule.

C'était la preuve que les troubles des malades n'avaient rien à voir avec une hystérie collective ou l'effet nocebo sorti comme un lapin du chapeau de prestidigitateurs parfois plus proches des laboratoires que des malades.

Malheureusement, la presse demeura très discrète au sujet de cette étude et, en 2020, le premier réflexe de certains médecins lorsqu'une malade évoque les effets indésirables de la nouvelle formule, est de lui prescrire un anxiolytique…

HYSTÉRIE COLLECTIVE : UN POSTULAT SEXISTE ?

Tous ces témoignages souvent poignants de femmes que j'ai entendus ou lus depuis le lancement de la pétition m'ont amenée à me demander si les réactions des « sachants », si prompts à parler d'hystérie collective ou d'effet nocebo, auraient été les mêmes, si la majorité des malades avaient été des hommes…

Face à ces « diagnostics » énoncés doctement par des « sachants » mâles, on peut donc soulever cette question : si, au lieu de 80 % de femmes, il s'était agi de 80 % d'hommes qui avaient subi et dénoncé les effets indésirables de la nouvelle formule, aurait-on parlé d'hystérie collective ?

Petit rappel étymologique : hystérie vient du grec *hystera*, qui signifie utérus… Dans le passé on attribuait l'hystérie à un très hypothétique utérus baladeur. Donc l'utérus se promenait dans l'abdomen et provoquait les crises… À l'époque, des médecins y croyaient dur comme fer !

Cette maladie considérée comme touchant surtout les « bonnes femmes » a conduit à interner, « électrochoquer » et même lobotomiser des milliers de femmes. On charcutait donc leur cerveau pour les « calmer » ! Traitement radical qui, en les mutilant, en faisait des légumes à vie, non dérangeants.

Soyons clairs : j'aime mon homme et mon fils et je n'ai rien contre la gent masculine, mais quand c'est trop, c'est trop !

Entre 1936 et 1967, Walter Jackson Freeman II, un psychiatre américain, aurait prescrit plus de 3 500 lobotomies après avoir diagnostiqué chez ses patientes une « surcharge émotionnelle ayant conduit à la maladie mentale ».

Plus proche de nous, une étude, menée par trois neurochirurgiens français et publiée en 2017, révèle que sur 1 129 patients lobotomisés entre 1935 et 1985 en France, Belgique et Suisse, 84 % des sujets étaient des femmes. En compilant les archives de la Bibliothèque de Santé de Paris, ces médecins ont retrouvé près de 80 articles et trois thèses portant sur les lobotomies pratiquées entre 1935 et 1985. L'objectif de cette étude : comprendre comment une méthode aussi décriée et « barbare » avait pu s'étendre au monde entier et avait même été récompensée d'un prix Nobel. (Terrier, L., Levêque, M. & Amelot, A. "Most lobotomies were done on women." *Nature* 548, 523 (2017), 31 August 2017 doi:10.1038/548523e)

Durant la crise du Levothyrox, de nombreux médecins employèrent un traitement plus soft mais tout aussi dénué de sens médical dans ce contexte : les antidépresseurs et anxiolytiques.

Discrimination, préjugés sexistes ? À vous de juger…

Cela fait un peu penser au syndrome de Yentl ou, autrement dit : la démonstration de l'existence d'une médecine sexiste !

C'est en 1991 que Bernardine Healy démontre qu'il existe un biais sexiste dans la prise en charge des malades : en cas de syndrome coronarien aigu, les femmes sont moins souvent hospitalisées que les hommes. Elle baptise ce phénomène le syndrome de Yentl (Healy B., *The Yentl syndrome*. N Engl J Med 1991 ; 325:274-6).

Au fil des années, on découvre qu'il existe la même iniquité dans la prise en charge des pneumonies, de l'insuffisance cardiaque, des arythmies, des investigations en cas d'AVC, des greffes rénales, du traitement du VIH, etc.

Mal-aimées de la médecine, les femmes ont toujours payé un lourd tribut à cette vision sexiste. Prenons l'exemple du Levothyrox. Alors qu'il est établi que beaucoup plus de femmes que d'hommes prennent ce médicament, pourquoi diable l'a-t-on testé très majoritairement sur des hommes ?

Alors posons clairement la question : la non-prise en considération des troubles réels des femmes victimes de la nouvelle formule du Levothyrox serait-elle à rapprocher de cette démarche fort peu éthique et encore moins équitable ?

11

L'ASSOCIATION FRANÇAISE DES MALADES DE LA THYROÏDE ET LA CRISE DU LEVOTHYROX NF

Il existe deux catégories de malades : ceux qui subissent leur maladie seuls dans leur coin et ceux qui désirent comprendre leur pathologie et se sentir soutenus face à une maladie souvent « invisible » mais parfois très difficile à vivre. Généralement, ces derniers adhèrent à une association de malades.

Au moment du changement de formule du Levothyrox, les malades isolés victimes d'effets indésirables se sont donc retrouvés complètement perdus. À ce moment, ils n'ont pu que dresser l'amer constat du peu de cas que l'on faisait d'eux. Ils se sont sentis relégués au rang de cobayes contraints d'avaler ce médicament qui leur faisait si mal. D'avaler aussi l'infamie de se faire traiter d'hystériques et d'hypocondriaques, parfois même par le corps médical. Si certains ont eu la chance d'être compris et crus par des médecins formidables, trop souvent, des malades en pleine souffrance, venus chercher de l'aide auprès de leur médecin, n'ont récolté que mépris, voire hostilité, et une obstination à refuser de leur changer le médicament même après l'arrivée d'autres solutions.

C'est triste à dire, mais certains se sentent très puissants lorsqu'ils possèdent l'ordonnancier et le stylo, et qu'importe l'état réel du malade ! Il est vrai qu'en niant la véracité des troubles, ils ne voient aucune raison de prescrire un autre médicament.

Comme le dira la ministre de la Santé, Agnès Buzyn, au Sénat lors de la séance publique de l'après-midi du 19 avril 2019 :

« Il y a eu un défaut d'accompagnement des malades soit par leur médecin, soit par l'Agence du médicament », déclaration à laquelle répondra le sénateur Pierre Louault : « Je souhaite seulement que cette expérience malencontreuse serve de leçon à l'ANSM qui avait des certitudes et qui a conservé les médecins dans des certitudes qui n'étaient pas bonnes »…

Vœu pieux, mais en 2020, beaucoup de médecins sont toujours dans le même déni de la réalité des troubles des malades et se contentent de prescrire des antidépresseurs et des anxiolytiques à ceux qui osent se plaindre d'effets indésirables puisque, selon ces hommes de l'Art : « c'est dans la tête ».

À cet égard, le rapport final de l'étude de pharmaco-épidémiologie, à partir des données du Système national des données de santé (SNDS), relèvera une augmentation de la prescription de benzodiazépines…

Étrange démarche, car ces médicaments ne doivent être prescrits qu'avec une extrême prudence si l'on se base sur les recommandations de la Haute autorité de santé dans sa fiche intitulée : *BON USAGE DU MÉDICAMENT – Quelle place pour les benzodiazépines dans l'anxiété ?*

Extrait :
L'ESSENTIEL
Les benzodiazépines ne doivent pas être banalisées :
– elles sont efficaces sur une courte période,
– elles ne traitent pas les causes de l'anxiété,
– elles sont responsables de nombreux effets indésirables aux conséquences parfois graves.
Règles de prescription des benzodiazépines
1. Évaluer la situation du patient :
– rechercher et prendre en charge spécifiquement une dépression ou un autre trouble psychiatrique à l'origine des manifestations anxieuses ;
– rechercher une origine somatique (hyperthyroïdie, hyperparathyroïdie, phénochromocytome, hypoglycémie… ou toxique (caféine, stimulants, alcool, drogues…) des symptômes anxieux ;
– confirmer la nécessité du traitement par benzodiazépine anxiolytique.

Alors, ce vent de prescriptions ? Conséquence de déclarations pompeuses sur l'existence d'un très hypothétique effet nocebo, ou redoutable incompétence ?

Faute d'être entendus par une grande partie du corps médical, les malades se sont donc tournés vers les associations de malades pour ne plus être seuls et tenter de savoir ce que l'on avait introduit dans leur organisme pour qu'ils se sentent si mal.

Cette crise du Levothyrox a eu pour effet de faire découvrir l'action de l'AFMT à de nombreux malades de la thyroïde.

LE TÉLÉPHONE S'AFFOLE

En avril 2017 – donc bien avant l'effervescence des réseaux sociaux et ma pétition – la vice-présidente, Chantal Garnier, lors de ses permanences téléphoniques, commence à recevoir des appels de personnes qui disent se sentir très mal depuis qu'elles prennent la NF. Au fil des jours, le nombre d'appels de détresse est tel qu'elle alerte la présidente de l'AFMT. Manifestement, quelque chose d'anormal et de grave est en train de se produire…

Face aux nombreux effets indésirables apparus chez certains malades, l'AFMT décide de mettre un questionnaire en ligne sur le site Internet de l'association. L'objectif de ce questionnaire est de collecter des précisions sur les troubles apparus chez les malades depuis leur passage à la NF. Pourtant, l'ANSM avait assuré aux associations de malades que la nouvelle formule était supérieure à l'ancienne et que le changement d'excipients n'aurait pas de conséquences néfastes. Ça, c'était la théorie… Cependant, entre le printemps 2017 et le début de l'été, les appels des malades dénonçant des effets indésirables invalidants sont si nombreux qu'il devient indispensable d'augmenter le nombre d'heures de permanences téléphoniques en faisant appel à d'autres bénévoles.

L'AFFAIRE PREND UN TOURNANT JURIDIQUE

Le 14 septembre 2017, l'AFMT, en tant que « personne morale » et association agréée pour représenter collectivement les malades de la thyroïde, a déposé une « plainte contre X » devant le parquet du Pôle de Santé publique de Paris « pour infraction au Code de la santé publique » (article L 5311-1) et « atteintes à la personne humaine ». Plainte à laquelle se sont joints, dès le début, à titre individuel, 50 patients-victimes.

Dans un second temps (le 20 novembre), cette plainte initiale sera précisée et vise :

– tromperies aggravées sur les qualités substantielles de la marchandise entraînant un danger pour la santé de l'homme (...),

– mise en danger de la vie d'autrui,

– non-assistance à personne en danger,

– atteintes involontaires à l'intégrité physique,

– homicides involontaires,

– délit de tromperies aggravées, en l'espèce de tromperie sur le médicament Levothyrox nouvelle formule, entraînant un danger pour la santé de l'homme.

À ce jour, plus de 4 000 plaignants (dont 1 989 adhérents de l'AFMT) se sont progressivement joints à cette plainte, à titre individuel.

Celle-ci a été transmise par le parquet de Paris au pôle Santé du TGI de Marseille (« compétent » parce que c'est de lui que relève le siège lyonnais de Merck France).

Devant la gravité des faits et la solidité du dossier, le procureur a saisi lui-même le juge d'instruction de Marseille pour « tromperies aggravées sur les qualités substantielles de la marchandise entraînant un danger pour la santé de l'homme ou de l'animal, mise en danger de la vie d'autrui, et atteintes involontaires à l'intégrité physique ».

Dans un deuxième temps, comme l'AFMT l'avait demandé initialement, il a étendu son réquisitoire à « l'homicide involontaire »...

Mais la voie pénale, si elle permet d'aller au fond des choses, de mettre en lumière les diverses responsabilités et de faire condamner pénalement les coupables, est souvent bien trop lente.

Dans l'affaire du Levothyrox, la juge d'instruction a notamment demandé deux « expertises judiciaires » scientifiques approfondies. La seconde est encore en cours. Espérons simplement que les choses iront plus vite qu'avec le Mediator (plus de dix ans)...

ET PENDANT CE TEMPS-LÀ...

Les déclarations d'effets indésirables auprès de la pharmacovigilance s'accumulent, les témoignages sur les réseaux sociaux se multiplient et la presse s'empare du sujet.

Sous la pression des malades, la ministre de la Santé demande à Merck d'importer temporairement des boîtes d'Euthyrox au lactose (l'ancienne formule du Levothyrox). Toutefois, le nombre de boîtes est très insuffisant. En décembre 2017, afin de protester contre le rationnement drastique des boîtes d'Euthyrox, l'AFMT manifeste à Bourgoin-Jallieu dans l'Isère devant l'usine Patheon, un sous-traitant de Merck pour la production d'Euthyrox.

Progressivement, et souvent au compte-gouttes, des alternatives au nouveau Levothyrox sont mises sur le marché. À la différence des autres, le dernier arrivé, le TCaps, qui offre l'avantage de ne comporter que deux excipients parfaitement bien tolérés, n'est toujours pas remboursé… À ce propos, les premiers mois de sa commercialisation, certains pharmaciens n'ont pas hésité à le vendre plus de seize euros la boîte ! Vous avez dit éthique… ? Afin de mettre un terme à cette lamentable surenchère des prix, le laboratoire sera obligé d'apposer sur la boîte un prix de vente recommandé de 9,95 €. Ce qui laisse encore une marge très décente aux pharmaciens.

Les alternatives c'est bien, mais les malades veulent savoir ce que la NF contenait pour avoir déclenché de tels effets indésirables, d'autant que même après qu'ils ont changé pour un autre médicament, certains troubles ont persisté. Les mêmes questions reviennent en boucle : « Qu'est-ce qu'on m'a fait avaler pour que je sois si mal ? » ; « Est-ce que j'en sortirai un jour ? »…

Confronté journellement à ces questionnements, l'AFMT décide de faire analyser à ses propres frais des comprimés de Levothyrox AF et NF. À cette fin, l'association demande aux malades de lui faire parvenir des boîtes de comprimés AF et NF inutilisés. L'appel est largement entendu et des centaines de boîtes parviennent à l'AFMT. L'objectif de cette collecte est de pouvoir comparer les deux formules et notamment, d'y rechercher d'éventuelles impuretés.

Commence alors un travail de fourmi : pour sélectionner les lots à analyser en priorité, il faut rassembler et recouper tous les numéros de lots de comprimés qui figurent dans les plaintes des malades enregistrées par l'association.

Une fois les boîtes rassemblées et les lots le plus souvent incriminés identifiés, reste à les faire analyser... Les chemins de la vérité sont parfois semés d'embûches et il n'est pas aisé de trouver des laboratoires indépendants acceptant de se charger de ces analyses ! D'ailleurs le sujet semble brûlant, puisque certains laboratoires acceptent pour ensuite se rétracter sans aucune explication...

Enfin tout arrive, et les résultats des premières analyses révèlent que la NF présente des impuretés qui n'étaient pas contenues dans l'AF. L'Association française des malades de la thyroïde (AFMT) dénonce la présence de nanoparticules dans la nouvelle formule.

La réaction ne se fait pas attendre : l'ANSM publie les résultats de ses propres analyses qui invalident ceux de l'AFMT. C'est là que l'AFMT a la surprise de constater que les lots analysés par l'ANSM ne sont pas les mêmes que ceux qu'elle-même a fait analyser et qui étaient si mal supportés par les malades en début de crise. Fâcheux, car cela a permis à l'ANSM de contester, sans éléments de comparaison réels, les résultats divulgués par l'AFMT.

L'ANSM procédera à une autre analyse, cette fois sur les mêmes lots que certains analysés par l'AFMT. Il y sera retrouvé les mêmes impuretés dénoncées par l'AFMT. Toutefois l'ANSM considérera que le seuil est acceptable.

Par la suite, l'ANSM confiera la réalisation d'une autre analyse à un laboratoire de Montpellier. Démarche louable, mais ce laboratoire reconnaîtra ne pas posséder un équipement technique assez performant pour procéder à une analyse aussi pointue que celle de l'AFMT...

Lorsqu'on y pense, cela fait peur de constater que l'Agence nationale de sécurité du médicament et des produits de santé ne possède pas les moyens d'assurer pleinement sa mission.

Heureusement, l'AFMT possède encore des stocks de comprimés, et d'autres analyses réalisées par des laboratoires « équipés » sont toujours en cours...

MA CONTRIBUTION AU SEIN DE L'AFMT

J'ai rejoint l'AFMT en septembre 2017, à la suite de ma rencontre à Paris avec Chantal L'Hoir, sa présidente.

Au cours d'échanges téléphoniques, elle m'a expliqué comment fonctionnait l'association et ce qu'elle attendait de moi. J'étais décidée à m'investir aux côtés de ces bénévoles afin d'être à l'écoute des malades.

Chantal L'Hoir m'a parlé de régions où se tenaient des rencontres pause-café et m'a encouragée à faire de même dans le Pas-de-Calais. Ces réunions sont autant d'occasions de tisser des liens avec les malades.

J'ai organisé ma première pause-café à Arras le 27 septembre 2017, ignorant qu'elle serait un peu différente de ce que j'avais prévu. Elle a été très spéciale, non seulement en raison du nombre considérable de participants qui s'étaient déplacés pour me rencontrer, mais aussi de la présence d'une équipe de reportage.

Les réunions suivantes se sont déroulées différemment, avec un cercle plus restreint de malades. La priorité de bon nombre de malades qui sont venues aux premières réunions était de trouver une alternative à leur traitement. Quel médicament pouvaient-elles prendre à la place de la NF du Levothyrox ? Où se procurer de l'Euthyrox sans courir le risque d'acheter une contrefaçon ?

Il est difficile de fidéliser les gens, une fois la solution trouvée, pas mal de personnes n'ont plus vu d'intérêt à venir aux rencontres. C'est un classique dans tous les domaines… Il faut aussi prendre en compte le fait qu'il s'agit de malades qui ne sont pas toujours en état de se déplacer. D'autres encore sont très éloignées des lieux de rendez-vous et n'ont pas de moyen de locomotion.

Conséquence : je ne sais jamais, à l'avance, combien de personnes seront présentes. Si nous ne sommes pas très nombreux ce n'est pas grave, car dans ce cas les réunions sont plus intimes, ce qui permet de tisser des liens privilégiés. Ce sont plus souvent des femmes qui viennent, certaines accompagnées de leur conjoint. Il est intéressant d'avoir le point de vue d'un proche. Comment perçoit-il la maladie de sa femme ? Le fait qu'il prenne la peine de se joindre à nous témoigne de sa solidarité à l'égard de son épouse. Ce n'est pas toujours le cas face à cette maladie le plus souvent « invisible ». Comment faire comprendre aux autres que nous sommes malades puisque rien ne se voit ?

Pour rendre ces rencontres chaleureuses, quoi de plus convivial que d'échanger autour d'un café ou d'un thé accompagné de petites douceurs apportées par l'une ou l'autre ?

L'écoute attentive est très importante, car chacune a besoin de « décharger » ses souffrances, son désespoir face à la maladie et, bien souvent, à l'incompréhension des gens, parfois même des proches. L'effet dévastateur des déclarations, improuvables scientifiquement, sur l'effet nocebo et le phénomène d'hystérie collective, a suscité de nombreux problèmes dans les foyers.

Lors de nos réunions, il arrive aussi que l'une d'entre nous ait besoin de parler d'un problème très personnel, comme ce fut le cas pour Renée.

J'avais bien remarqué que Renée, une de nos plus fidèles habituées, semblait perdue et morose, ce qui ne lui ressemblait pas. J'avais attribué cet état à ses soucis de santé. Je sentais qu'elle souhaitait s'entretenir avec moi en privé. J'ai donc attendu la fin de la rencontre et lorsque nous nous sommes retrouvées toutes les deux, elle m'a dit :

– J'ai eu un gros souci...

– Ah bon ? Qu'est-ce qui t'arrive ?

– C'est mon fils... Il a voulu se suicider.

La chose était dite... Son regard s'est fait lointain et elle m'a raconté les raisons du geste désespéré de son fils, un homme d'une cinquantaine d'années. Il prenait la nouvelle formule depuis six mois et son humeur balançait entre l'apathie et l'irritabilité. Sa mère avait bien noté un changement dans son comportement mais ne savait comment aborder le sujet avec lui. Ses sautes d'humeur l'avaient conduit à perdre son emploi et sa compagne, ne le reconnaissant plus, l'avait quitté.

Renée m'a fait part de sa souffrance à se sentir impuissante face à la douleur de son fils. Combien je la comprenais !

– Mais tu t'es occupée de lui dans ce moment terrible. Tu étais à ses côtés, je suppose, lui ai-je dit.

– Oui, j'ai pris le train le jour même pour le rejoindre dans les Vosges.

– J'imagine très bien dans quel état tu te trouvais.

Nous avons continué à bavarder et j'ai senti que le fait d'avoir pu se confier l'avait un peu soulagée.

Une autre de mes plus fidèles habituées eut, lors d'une autre réunion, une attention très émouvante. Sachant que j'étais, moi aussi, victime des effets indésirables de la NF, elle est arrivée un jour avec un flacon d'eau bénite de Lourdes en disant qu'elle espérait que cela pourrait m'aider à aller mieux… Ce geste d'une grande sincérité m'a touchée au plus haut point. Il m'a fait percevoir, une fois de plus, l'incroyable chaleur humaine qui se dégage de ces réunions, et la désespérance de certains malades qui pensaient que seul un miracle pourrait nous venir en aide.

Durant ces réunions, les malades trouvent un réconfort à se réunir et ils ont la possibilité d'énumérer leurs maux sans être pris pour des affabulateurs. Ils peuvent ainsi se livrer sans crainte d'être jugés par le regard des bien-portants, et, pire : celui de leur médecin !

Avant de fixer la date d'une prochaine pause-café, je demande toujours au docteur Marie-Hélène Lemoine ses disponibilités, afin qu'elle puisse être présente le jour dit. Elle n'hésite pas à faire cent soixante kilomètres aller-retour pour assister aux réunions. Elle apporte ses connaissances et son expérience de praticienne. Chaleureuse et à l'écoute, elle a un excellent contact avec les malades qui n'hésitent pas à lui exposer leurs soucis de santé et à lui demander des conseils.

Pour qui ignore le but de nos rencontres, nous donnons l'impression d'un groupe d'amies qui profitent d'un agréable moment autour d'un café. Amies, c'est d'ailleurs ce que nous sommes devenues au fil des mois.

RÔLE ET UTILITÉ DES PERMANENCES TÉLÉPHONIQUES

En novembre 2017, Chantal L'Hoir me propose de tenir une permanence téléphonique, comme certains autres bénévoles de l'association.

Il s'agit d'écouter les malades, de les conseiller et parfois de les laisser se dévoiler afin de mieux les aider. Certaines personnes parlent facilement de leurs problèmes et se confient volontiers. Il m'est arrivé d'entendre des malades me remercier d'avoir pris la peine de les écouter, car ils n'avaient personne à qui se confier. C'est triste d'être seul à ce point face à la maladie…

Je dois dire qu'il est réconfortant d'entendre un malade exprimer sa gratitude, non pas pour une question d'ego, mais parce que cela confère une dimension différente à la vie. On se sent utile d'avoir pu l'aider à se libérer un peu de ses soucis, de ses angoisses. Comment rester insensible à la détresse humaine ?

Pour certains appelants, le fait de décliner leur identité et leur lieu de résidence semble les aider à être reconnus dans leurs souffrances. Pour d'autres, l'anonymat permet de parler sans crainte. J'ai remarqué qu'il arrive assez souvent que lors du premier contact, les gens ne se présentent pas et appellent en numéro masqué. Je ne m'en formalise pas car je sais combien certains ont été humiliés lorsqu'ils osaient parler des effets indésirables de la NF. Être catalogué d'hystérique laisse des traces…

Je sais que le lien de confiance est établi lorsque, lors d'un second appel, la personne cette fois se présente et me dit : « Je vous ai téléphoné il y a trois semaines. C'est moi qui… ».

Chacun fait comme il le souhaite, comme il le sent, nous ne sommes pas là pour juger, juste pour aider.

Les permanences téléphoniques sont un lien essentiel entre les malades et l'association. La force de ces permanences réside dans le fait qu'elles sont tenues par des « répondants » bénévoles, eux-mêmes malades de la thyroïde. Par conséquent, ils peuvent comprendre les souffrances et les questions que se posent les personnes qui les appellent.

Il y a aussi ces malades, esseulés ou incompris de leurs proches, qui téléphonent uniquement pour recevoir un peu de chaleur humaine lorsqu'ils sont confrontés à l'annonce de la maladie. Là aussi, les malades assurant les permanences répondent présents. C'est ainsi que des liens solides de solidarité et d'amitié peuvent se créer.

Si le téléphone des permanences de l'AFMT a toujours sonné depuis vingt ans, les années 2017 et 2018 ont totalisé un nombre record d'appels souvent désespérés. Il aurait fallu au moins quinze lignes pour pouvoir répondre aux appels de détresse lancés par des milliers de malades.

Le changement de formule du Levothyrox était passé par là…

N'obtenant pas de réponses quant à l'origine des troubles qu'ils enduraient ni de solution pour améliorer leur état de santé, les malades se sont naturellement tournés vers ceux qui pouvaient les comprendre et surtout ne pas douter de la réalité de leurs souffrances, trop souvent minimisées ou même niées par le corps médical.

Le fait de pouvoir partager leur vécu avec d'autres malades subissant les mêmes effets indésirables qu'eux, à une époque où certains médias reprenaient avec complaisance la thèse de l'effet nocebo, a apporté un précieux soutien aux malades. D'autant qu'à la souffrance, venait s'ajouter cette humiliation d'être considérés comme des hystériques et des hypocondriaques. Ces allégations pseudo-médicales ont parfois créé des situations conflictuelles au sein même des foyers. Le conjoint ou le parent, s'appuyant sur les déclarations de professionnels de santé, finissant lui-même par nier la réalité des troubles endurés par le malade.

Si j'avais un seul vœu à formuler, c'est celui qu'un jour, ceux-là mêmes qui ont été si prompts à évoquer un phénomène d'hystérie collective et l'effet nocebo reviennent publiquement sur leurs déclarations, afin de rendre leur honneur et leur crédibilité aux malades puisque la ministre de la Santé, elle-même, aurait évoqué une inconnue scientifique et que l'on sait désormais qu'il existe un problème de bioéquivalence. Ce serait sans conteste une preuve de rigueur scientifique. Mais le feront-ils ?

Lors des permanences, certains appels ont profondément marqué les esprits des répondants qui ont été quelquefois confrontés à des situations désespérées, comme nous le relate Chantal Garnier, vice-présidente de l'AFMT.

TÉMOIGNAGE DE CHANTAL GARNIER, VICE-PRÉSIDENTE DE L'AFMT

Véritable pilier de l'association, Chantal tient, depuis vingt ans, une permanence téléphonique tous les matins, cinq jours par semaine. Vingt ans d'écoute et de soutien à des personnes souvent en plein désarroi. Autant dire que cette activité bénévole lui confère une connaissance inégalée des problèmes, tant de santé que psychologiques ou matériels, rencontrés par les malades de la thyroïde.

Chantal se souvient notamment de deux cas dramatiques survenus au plus fort de la crise de la nouvelle formule :

« Une dame me contacte lors d'une permanence, afin de me raconter ce qui est arrivé à sa mère de 85 ans. Elle avait un besoin vital d'en parler et de crier sa douleur. Sa mère prenait du Levothyrox AF depuis des années. Comme les autres patients, elle n'eut pas le choix lors du changement de formule et prit donc la NF.

Au bout de quelque temps, elle se mit à ressentir des effets indésirables terribles. Elle souffrait, entre autres, de douleurs articulaires épouvantables et de diarrhées incoercibles qui l'obligeaient à porter des couches. Son médecin lui prescrivait régulièrement des dosages de la TSH qui, à chaque fois, se révélaient être soit trop haute, soit trop basse. Il changeait donc le dosage de la NF et ainsi de suite jusqu'à la prochaine fois… Mais toutes ces variations dans le traitement d'une femme de 85 ans étaient loin d'améliorer son état.

La dernière fois qu'elle se rendit chez son médecin traitant, elle parla à nouveau de tous ces effets indésirables et le supplia en vain de changer de médicament. Après cet ultime refus de se voir prescrire une alternative à ce nouveau Levothyrox, cette dame vulnérable, tant par son âge que par sa pathologie, prit une tragique décision. Puisque personne n'acceptait de l'écouter ni de lui prescrire un autre traitement afin d'arrêter ses souffrances, elle allait y mettre un terme elle-même. En rentrant chez elle, elle avala la boîte entière de Levothyrox NF, ressortit de chez elle, prit la direction de la rivière toute proche et s'y jeta. On la retrouva noyée. Pour la fille de cette dame, la relation de cause à effet ne fait aucun doute.

L'appel d'un autre malade m'a aussi profondément marquée. C'était fin 2017. Je reçois un appel d'un malade en sanglots qui se sentait extrêmement mal depuis la prise de la NF du Levothyrox. Il me dit qu'il ne supportait plus l'état dans lequel l'avait précipité la nouvelle formule et qu'il avait pris la décision d'arrêter son traitement:

«Je n'en peux plus madame, je deviens fou! Je souffre le martyre et je sens que je perds la tête. Je n'ai jamais eu autant de problèmes en même temps! Je n'ai plus la force de supporter ça... Je préfère en finir. Mes deux enfants seront orphelins de père et je suis désespéré de les abandonner mais je n'ai vraiment plus la force de continuer même pour eux. J'espère qu'ils comprendront, car ils ont vu combien j'étais mal.»

Il y a des intonations qui ne trompent pas. Cet homme était vraiment au bout du rouleau.

Devant la gravité et l'urgence de la situation, je tente de l'apaiser tout en essayant de savoir qui est son médecin. Il finit par me donner son nom, tout en me disant que cela ne servira à rien puisque cet endocrinologue a refusé de lui prescrire un autre médicament.

Prétextant un second appel, je lui fais promettre de patienter quelques instants, juste le temps de demander à mon autre interlocuteur imaginaire de rappeler plus tard. Je le mets donc en attente tout en ayant peur qu'il raccroche. Pourtant il faut que je tente quelque chose...

Sur ma seconde ligne, je me paye le coup de culot d'appeler le service de son endocrinologue. Je me présente et résume la situation à la secrétaire. Aux accents de ma voix, elle comprend que le cas est sérieux et me passe immédiatement l'endocrinologue. Prenant la mesure de l'urgence, l'endocrinologue propose que ce monsieur vienne à son cabinet dès que possible en m'assurant qu'il le recevra entre deux rendez-vous.

Après avoir remercié sincèrement ce médecin, je reprends la ligne du malade qui par bonheur n'a pas raccroché comme je pouvais le craindre. Je lui dis que son médecin l'attend et que sa situation sera probablement reconsidérée. Très surpris, il me remercie d'être intervenue et me dit qu'il n'aurait jamais imaginé que quelqu'un prendrait la peine de téléphoner à son médecin, et encore moins de lui obtenir un rendez-vous le jour même.

Un mois plus tard il me rappelle. Il me dit combien il m'est reconnaissant d'être intervenue car son endocrinologue a changé son traitement et remplacé la NF par un autre médicament. Depuis cette modification, il se sent déjà revivre. Qu'il a réalisé qu'il n'était plus lui-même le jour où il m'a téléphoné pour la première fois. Il ajoute que sans cette écoute et le rendez-vous chez l'endocrinologue, il est certain que, compte tenu de ses souffrances et de son état émotionnel, il serait très probablement passé à l'acte.

Il y a des jours comme celui-ci qui donnent un sens à une action et, en me couchant le soir, je savais plus que jamais pourquoi je tenais une permanence pour une association de malades. »

Responsable des permanences téléphoniques, Chantal Garnier est aussi, et avant tout, une malade rescapée d'un cancer de la thyroïde. C'est à ce titre qu'elle nous fait part de son expérience personnelle lorsqu'elle était sous NF :

« Je tenais les permanences téléphoniques depuis des années et voici que dès avril 2017, quelques malades m'appellent pour se plaindre d'effets indésirables qu'ils attribuent à la NF du Levothyrox. J'avoue qu'à ce moment, j'ai pensé qu'il s'agissait probablement d'un déséquilibre passager et que tout allait rentrer dans l'ordre une fois le bon dosage trouvé.

Ayant terminé ma boîte de Levothyrox AF, je me rends chez mon médecin traitant pour un renouvellement d'ordonnance. Le pharmacien me délivre une boîte de Levothyrox, qui s'avère être la nouvelle formule, tout en m'assurant que cette formule était bien mieux que l'ancienne. Je prenais du Levothyrox depuis trente ans sans problème majeur et c'est donc sans aucun a priori que j'ai commencé ma boîte de NF le premier mai 2017.

Trois jours après avoir entamé la boîte, je ressens déjà des troubles dont l'intensité ira crescendo au fil des jours et des semaines : crampes insupportables, problèmes intestinaux, tendinite du bras droit, vertiges avec chute de tension. Étranges, ces chutes de tension puisque, depuis des années, je devais prendre un traitement contre l'hypertension... Tout aussi étranges, ces troubles de plus en plus sévères alors que mon taux de TSH était dans les normes.

À ce moment, je repense aux appels de plus en plus nombreux de malades décrivant les mêmes troubles que ceux qui me sont tombés dessus : cette fois, plus question d'attribuer ce phénomène à un simple déséquilibre. Je préviens Chantal L'Hoir que quelque chose d'anormal est en train de se produire.

Un mois un demi après avoir commencé la NF, j'urine du sang. Mon docteur étant absent, j'appelle le 15 qui m'oriente vers un médecin de garde. Celui-ci me dit que je fais une infection urinaire et me prescrit des antibiotiques.

Les semaines passent et malgré le traitement, mes urines contiennent toujours du sang. Début septembre, je me rends chez mon médecin traitant et lui explique que, devant tous les effets indésirables que je ressens depuis la prise de la NF, je souhaite changer de médicament.

À sa tête, je vois qu'il n'apprécie manifestement pas ma demande et me rétorque qu'il n'existe pas d'autre traitement.

– Mais si, docteur ! Il y a un autre médicament, en gouttes celui-là !

Devant mon obstination, il finit par lâcher :

– Bon, si vous insistez je vais vous le prescrire, mais je ne comprends pas toutes ces histoires autour du changement de formule du Levothyrox ! Les autres patients ne se plaignent de rien.

– Ah bon ? Ce n'est pas ce que j'ai entendu dans votre salle d'attente de la bouche de quatre de vos patients ! Ils m'ont dit ne pas se sentir bien du tout depuis qu'ils prennent cette nouvelle formule.

Son visage se ferme. Sans un mot il me tend l'ordonnance pour les gouttes, visiblement pressé de me voir sortir de son cabinet.

Je commence mon nouveau traitement et au fil des jours je me sens mieux. En quelques semaines, les principaux effets indésirables s'estompent jusqu'à disparaître.

Ma prétendue infection urinaire qui n'avait pas cédé aux antibiotiques se termine d'elle-même sans aucun traitement. Tout finit par rentrer dans l'ordre, sauf les dix kilos que j'ai pris sous la NF et qui n'ont pas l'air de vouloir partir malgré une TSH maintenue volontairement très basse à cause de mon cancer.

Je me serais bien passée de tous ces effets indésirables, mais en contrepartie, cela m'a permis de vraiment comprendre ce que subissaient les malades qui m'appelaient. »

TÉMOIGNAGE DE CHANTAL L'HOIR, PRÉSIDENTE FONDATRICE DE L'AFMT

Chantal L'Hoir tenait une permanence téléphonique au moment de la crise de la NF du Levothyrox. Voici un témoignage, parmi les très nombreux entendus, qu'elle a choisi de partager :

« Une jeune femme, que j'appellerai Pauline afin de respecter son anonymat, m'appelle lors d'une permanence afin de m'expliquer ce qu'il lui était arrivé.

Depuis plus de dix ans, elle prenait du Levothyrox pour freiner l'évolution de nodules thyroïdiens et tout se passait bien.

Le 10 juillet 2017, elle se rend chez son pharmacien habituel avec son ordonnance afin de retirer son traitement. Celui-ci ne l'informe pas du changement de packaging ni de la recommandation prévue dans son état, à savoir : faire un dosage de la TSH quatre semaines après avoir commencé à prendre la NF du Levothyrox, puisque Pauline est enceinte.

Non informée par son médecin ni par le pharmacien, elle continue donc à prendre son traitement comme elle le fait depuis dix ans.

Une semaine après, elle consulte son médecin traitant en lui indiquant combien elle est épuisée au point que même parler au téléphone lui demande un effort. À ceci s'ajoutent des insomnies et un état dépressif injustifié. Elle me dit qu'elle ne pouvait plus dormir que deux à trois heures par nuit. Aux nuits presque blanches viennent s'ajouter un syndrome du canal carpien et des douleurs neurologiques irradiantes jusque dans la nuque.

Il convient de préciser que Pauline est sage-femme, et donc apte à évaluer ses troubles sans les confondre avec ceux pouvant parfois survenir durant une grossesse.

On lui refait un dosage de la TSH qui se révèle normal, et la T4 est un peu basse mais reste dans les normes. Son généraliste décide d'augmenter légèrement son Levothyrox NF. Elle commence donc à prendre son traitement comme il le lui a prescrit. Deux jours plus tard, elle découvre dans les médias que la NF pose problème à de nombreux malades. Elle vérifie que sa boîte de Levothyrox est bien celle de la NF en question, ce qui est le cas. Elle comprend alors la raison de tous les troubles qu'elle ressent depuis la prise de la NF. Ses douleurs devenant insoutenables, elle décide de stopper son traitement. Le matin, elle se rend à la maternité où elle travaille et consulte en urgence le gynécologue de garde. Il l'autorise à faire un test d'arrêt du traitement pendant une semaine afin de voir l'évolution de tous ces signes.

Résultat du test : tous ses effets indésirables ont disparu rapidement. Grâce à son médecin, Pauline poursuivra sa grossesse sans autre problème en prenant un autre traitement. »

À titre personnel, j'ai aussi beaucoup souffert de la prise de la nouvelle formule. Pourtant, comme beaucoup de malades, j'ai commencé le nouveau Levothyrox en toute confiance fin avril.

Au bout d'une semaine de ce nouveau traitement, les mots se sont mis à m'échapper. Très vite j'ai constaté que ma mémoire flanchait.

Les premiers gros troubles sont apparus au bout d'un mois. Je n'osais plus conduire, moi qui n'ai jamais eu d'accident sur quarante ans de conduite, car tout d'un coup, je ne savais plus où j'allais. Je me retrouvais sur une route sans savoir pourquoi ni comment j'y étais arrivée.

Je marchais dans le jardin et je perdais l'équilibre. Malgré cela, mon médecin traitant ne voulait pas changer mon traitement : NF de Levothyrox 100 + Euthyral 50.

Il me disait : "être mal cela ne veut rien dire ! Ce sont des foutaises..."

Juin se passa de plus en plus mal et en juillet des crampes insupportables paralysèrent mes cuisses au point que je ne pouvais plus tenir debout.

Finalement, fin juillet, mon endocrinologue me prescrivit un autre traitement sous forme de gouttes...

Au bout d'une semaine je me sentis déjà un peu mieux. Au moins, la mémoire revenait ! Les vertiges et crampes ont progressivement disparu. Persistaient pourtant une constipation, des problèmes digestifs et rénaux et une importante perte de cheveux. Je n'avais jamais eu tous ces problèmes avant le changement de formule du Levothyrox.

Je ne savais pas encore que la machine était lancée et que malgré mon passage aux gouttes, trop tardif à mon avis, quelque chose continuait à détraquer mon organisme.

En février 2018, mes problèmes gastro-intestinaux se sont aggravés et je me suis retrouvée trois jours en soins intensifs, suivis d'une semaine d'hospitalisation. De plus, mon cœur avait décidé d'entrer en fibrillation au point que j'ai bien failli passer de l'autre côté.

J'ai eu droit à tous les diagnostics : infection urinaire, pancréatite et un gros problème au foie révélé par l'imagerie. Le mot d'empoisonnement, même, a été lâché par un médecin.

J'ai coûté très cher à la Sécurité sociale, alors qu'auparavant, le Levothyrox que je prenais depuis 1990 ne m'avait causé aucun souci.

Depuis je suis sous anticoagulant et j'ai pris de la Cordarone pendant un an pour protéger mon cœur. Cet antiarythmique prescrit pour empêcher la fibrillation auriculaire ne fait pas forcément très bon ménage avec les problèmes de thyroïde, mais étant donné la gravité de mes troubles du rythme, il n'y avait pas le choix… Depuis je dois être suivie dans une clinique spécialisée en cardiologie.

De ce passage à la nouvelle formule, il me restera des séquelles morales : une perte de confiance vis-à-vis d'une bonne partie du monde médical et des autorités sanitaires, dont le déni a lourdement pénalisé les malades en les décrédibilisant, ce qui, souvent, a donné lieu à des retards de diagnostic.

Comme quoi, et bien que l'on ait voulu en convaincre les malades, "tout n'était pas dans la tête" et le fait que je me sois senti si mal n'était pas que "foutaises"… »

*

TÉMOIGNAGE DE SYLVIE ROBACHE

« J'ai tenu à vous faire partager le témoignage d'un malade qui m'a appelé un mercredi après-midi. On parle beaucoup des femmes, mais il ne faut pas oublier que des hommes aussi ont vécu une expérience douloureuse qui a affecté leur vie professionnelle et leur vie privée.

Le téléphone des permanences sonne. Je décroche et j'entends la voix d'un homme.

– Bonjour. Vous êtes Sylvie Robache ?

– Bonjour. Oui, c'est bien moi.

– J'ai vu votre numéro sur le site de l'association. C'est bien vous qui avez lancé la pétition ?

– Oui, tout à fait.

– Je vous appelle car je n'en peux plus…

Après un silence, j'entends ce monsieur pleurer. Je suis émue et j'essaie de l'aider en lui parlant doucement.

– Que se passe-t-il ? Vous voulez en parler ?

– J'ai trente-trois ans, je suis marié et père de trois enfants. Je suis artisan électricien. Je suis traité depuis dix ans pour la maladie de Hashimoto. Depuis que je prends la NF du Levothyrox, je souffre. Je suis obligé de me bourrer d'antalgiques pour pouvoir travailler. Je ne peux pas me permettre d'être en arrêt, un artisan ne peut pas être malade. J'ai trois enfants à nourrir.

Je lui réponds que je comprends sa détresse, ayant moi-même travaillé auparavant dans l'artisanat. Se sentant en confiance, il continue :

– Je ne suis plus capable de faire mon travail normalement. J'ai fait des conneries sur le chantier où je suis en ce moment. Je me suis trompé dans les branchements électriques, si je ne m'en étais pas aperçu, ça aurait pu provoquer un incendie. Jamais je n'avais fait une telle erreur.

Il se remet à pleurer et me confie :

– Ajouté à ça, je n'ai plus de libido. Ma femme se pose des questions, elle pense que j'ai une maîtresse. Elle a du mal à croire que c'est ce foutu cachet qui me rend impuissant.

– En avez-vous parlé à votre médecin traitant ?

– Ben oui, mais il ne croit pas que c'est à cause du traitement. Qu'est-ce que je peux faire ?

– Essayez peut-être de consulter un autre médecin afin qu'il vous change de traitement.

J'ai senti qu'il reprenait un peu confiance, le fait d'avoir pu se confier l'avait probablement un peu apaisé.

Il m'a rappelé deux mois plus tard et m'a appris qu'il allait mieux. Il avait changé de médecin traitant et le nouveau lui avait prescrit une alternative au Levothyrox NF. Son état s'étant amélioré, il a pu reprendre une vie à peu près normale. »

12

TÉMOIGNAGES DE MÉDECINS DE L'AFMT

TÉMOIGNAGE DU DOCTEUR JACQUES GUILLET

Le docteur Jacques Guillet est pédiatre, médecin nucléaire, biologiste des hôpitaux, ex-chef de service et chef de pôle médico-technique (Pharmacie, Laboratoires, Imagerie) au C.H. Agen.

Conseiller scientifique national de l'Association française des malades de la thyroïde (AFMT).

– *Docteur, que pensez-vous de la crise du Levothyrox? Votre avis de médecin:*

« La crise du Levothyrox a été une surprise pour l'ensemble du corps médical.

Le laboratoire et l'ANSM avaient donné des informations très rassurantes sur le fond, très banales sur la forme, sur un changement de formule. Dans les pharmacies, on insistait sur le changement de couleur des boîtes et des blisters. Pour tous, la bioéquivalence était présentée comme une garantie. L'ancienne et la nouvelle formule seraient donc interchangeables pour les comprimés de ce médicament en quasi-monopole en France. Bien sûr, par prudence, il était rappelé qu'il fallait surveiller certains groupes à risque : cardiaques, femmes enceintes, enfants... Tout le monde était confiant, d'autant que la réputation du laboratoire était excellente, et que les défauts de l'Afssaps, découverts avec le Mediator, avaient été corrigés avec la création de l'ANSM.

Sur ces bases de communication, la crise du Levothyrox n'aurait donc jamais dû survenir.

En réalité, les tentatives de changement de formule de ce type de médicament ont toujours créé des difficultés, quel que soit le pays concerné. C'est un médicament vital, à marge thérapeutique si étroite que les dosages successifs de la gamme varient seulement de quelques microgrammes (millioniėmes de grammes).

En France, la tentative d'introduction "forcée" des génériques en 2010-2011 avait engendré tant d'événements indésirables que les médecins avaient obtenu que le Levothyrox soit "non substituable". Pourtant, ces expériences malheureuses ont sans doute été jugées trop superficiellement. Peut-être parce que le prix, de l'ordre de celui de l'aspirine, est loin de refléter le service rendu. Il était donc tentant de mettre en avant le rôle des médias et réseaux sociaux dans la crise.

Tout au plus savait-on qu'à température relativement élevée, la stabilité de l'ancienne formule était moins bonne. Cette hypothèse, seule retenue pour expliquer le problème découvert avec la mise sur le marché des génériques, a induit une exigence de l'ANSM. La quantité de levothyroxine de chaque comprimé ne devait pas varier de plus de 5 % autour de la valeur annoncée, au lieu de 10 % précédemment. Le laboratoire a répondu en remplaçant l'excipient lactose par l'acide citrique (contenu dans le jus de citron) et le mannitol (édulcorant du chewing-gum). Plus tard, une présentation simpliste résumera le rôle des excipients à celui d'un jus de citron édulcoré, épargnant des effets notoires aux intolérants au lactose (en oubliant de préciser qu'ils sont rarissimes).

Donc logique parfaite... Du moins en apparence. Survient la crise. Inexplicable pour les médecins et les pharmaciens de terrain. Dans les pénuries ou les déserts médicaux amplifiés par les congés d'été, peu d'interlocuteurs pour les malades.

L'Association française des malades de la thyroïde transmet ses inquiétudes de plus en plus marquées. Dès la fin du mois de mai, elle informe son conseiller scientifique, rédacteur de ces quelques lignes. Des malades, de plus en plus nombreux, souffrent quelques jours après le changement. Leurs signes cliniques et leurs biologies, dissociés des annonces officielles, interpellent le corps médical.

La crise enfle : réseaux sociaux, médias. Le conseiller scientifique de l'AFMT est donc amené à participer à la première réunion en septembre 2017 puis aux comités de suivi organisés à la Direction générale de la Santé et à l'ANSM. Le désarroi du corps médical croit trouver une planche de salut dans la croyance, sans preuve, en un effet "nocebo" exclusif, puisqu'il n'y a pas d'explication.

Quand, sur écran, en séance du comité de suivi, l'ANSM présente les tableaux des résultats de l'étude de bioéquivalence, le conseiller scientifique de l'AFMT sursaute. La dispersion des résultats individuels autour des moyennes est considérable pour un médicament à marge thérapeutique étroite. Elle est si importante qu'il s'en étonne publiquement. Mais il est bien le seul… Il insiste.

Pour une étude clinique, de telles variations seraient irrecevables par une revue à comité de lecture. L'effectif de 204 volontaires sains n'a rien à voir avec l'effectif de 12 à 36 porté sur la fiche d'information sur la bioéquivalence qu'a publiée l'ANSM en 2016. À souligner qu'un nombre élevé a pour conséquence de réduire statistiquement les coefficients de variation par un simple effet de calcul. Ils sont encore réduits par deux options. L'absence de correction pour la sécrétion de thyroxine par la thyroïde des volontaires et le choix répondant aux normes minimales, de ne doser que la thyroxine totale (T4 totale), paramètre obsolète depuis 35 ans en clinique. Exit la thyroxine libre qui est sa forme biologiquement active.

Quant à la TSH, paramètre de référence pour le suivi des malades, il n'en est même pas question. En effet, l'étude de bioéquivalence se résume au suivi pendant 72 heures d'un test de charge avec 6 fois la dose usuelle. Rien à voir avec l'utilisation quotidienne, à vie, et le délai minimal de 4 à 6 semaines de traitement avant le contrôle de ce paramètre.

Malgré toutes ces critiques, la bioéquivalence est pourtant administrativement recevable sur les moyennes. Ainsi peut être résumée la position de l'Autorité. Le conseiller scientifique de l'AFMT souligne alors : quand les règles ne conviennent pas, il faut les changer ! Ces remarques ne seront pas relayées à l'extérieur... Jusqu'à ce qu'elles soient confirmées scientifiquement par une équipe internationale de chercheurs de Londres et de Toulouse.

C'est donc sur un faux-sens des mots "excipient" et "bioéquivalence" que l'information est délivrée au corps médical. Personne ne lui a dit que la procédure utilisée correspond à celle d'une modification majeure de type II, selon la définition de l'European Medicines Agency (EMA) qui fait autorité en Europe : "Changements qualitatifs ou quantitatifs concernant un ou plusieurs excipients, susceptibles d'avoir des répercussions significatives sur la sécurité, la qualité ou l'efficacité du médicament". – CE/1234/200. Elle précise : "Ces modifications doivent être approuvées par l'autorité compétente avant leur mise en œuvre." Exit le jus de citron édulcoré... Place au rôle fondamental de l'excipient : "Acheminer le principe actif vers son site d'action, contrôler son absorption par l'organisme".

Le constat défendu en séance à la Direction générale de la Santé (DGS) par le conseiller scientifique de l'AFMT devient alors le suivant : ce changement brutal imposé par l'ANSM à 3 millions de malades a créé les conditions d'une étude quasi expérimentale. La variabilité individuelle de la bioéquivalence explique que tous les malades n'aient pas souffert de la nouvelle formule. Mais il n'y a aucune explication à cette variabilité.

L'ampleur de la crise justifie donc des travaux sur le médicament, guidés par les signes cliniques associés aux effets indésirables. L'amont et l'aval de la fabrication, y compris dans les conditions rencontrées dans l'organisme, devraient être analysés. Les appels de l'AFMT aux Réunions ou Comités de suivi à partir de septembre et octobre 2017 sont résumés en une phrase au ministère de la Santé : "La Recherche en thyroïdologie devrait s'engouffrer dans l'analyse des faits observés".

La liste des pistes de réflexion est énoncée. On connaît la réponse : inertie des autorités, opposition par des experts de la "croyance nocebo". Minimisation. Ainsi, une grande partie du corps médical reste enfermée dans les certitudes assénées par les autorités et quelques experts notoires en qui elle a toute confiance. Ce constat dominant amène alors l'Association française des malades de la thyroïde à s'appuyer sur des laboratoires spécialisés afin de rechercher si les différences entre l'ancienne et la nouvelle formule ne seraient pas plus importantes qu'il n'y paraît.

La discussion actuelle se porte sur la caractérisation de ce que les laboratoires de l'ANSM appellent "artefacts" sans pouvoir dire les formules chimiques en cause. Il s'agit de travaux hyperspécialisés. Poussée par la détresse des malades, l'AFMT a trouvé des relais chez les chercheurs. C'est ainsi qu'elle est devenue un des acteurs majeurs de la recherche en thyroïdologie. »

– *Votre avis sur la pétition ?*

« En rendant visible la détresse d'un nombre croissant de malades, la pétition a joué un rôle très important. Elle a coagulé autour d'elle la multitude d'événements indésirables survenant après le changement. Elle a anéanti la position officielle qui insistait sur le très faible pourcentage de malades touchés. Plus tard, le Comité de pharmacovigilance dira la réalité en précisant que les signalements des événements indésirables étaient "en nombre jamais vu". La pétition a prouvé qu'il existait un décalage considérable entre la date des premiers signes rapportés à la nouvelle formule, et celle de l'enregistrement effectif sur le portail de pharmacovigilance. Sans elle, l'enregistrement des données aurait encore tardé. Le temps et l'ignorance publique auraient dilué et noyé les souffrances dans des errances diagnostiques en attendant le passage aux alternatives au Levothyrox que la ministre encourageait. Ainsi, personne n'aurait rien vu. Tout au plus peut-on imaginer que les chiffres auraient donné lieu à des réflexions en milieu fermé. Il est fort probable que les interprétations lénifiantes et tardives auraient dominé. »

– Votre vision d'une association de malades et, selon vous, ce qu'une association peut apporter aux malades et à la médecine :

« La crise du Levothyrox est sans doute un révélateur. C'est la première révolte des associations de malades contre un système de santé suradministré. Les normes (cf. bioéquivalence) y deviennent plus importantes que la souffrance individuelle. L'homme risque ainsi de passer au deuxième plan par rapport à l'affichage d'objectifs théoriques. Comment en sommes-nous arrivés là ?

Un changement majeur s'est produit en trente ans. Les malades comptaient sur le corps médical pour les défendre, individuellement et collectivement. Malheureusement, ce n'est plus le cas. En effet, la politique de réduction de ses effectifs disponibles pour les soins (cf. déserts médicaux, délais de rendez-vous qui s'allongent, renoncement aux soins et crises des urgences et des hôpitaux) est associée à des objectifs sociétaux d'économie. En conséquence, l'administration du système de la santé a renforcé ses moyens et ses prérogatives. Il n'existe pas de secteur plus administré que celui de la santé. Les associations ont donc un rôle croissant. Comment éviter que des choix économiques collectifs n'altèrent la prise en charge des malades ? Un moyen : elles doivent prendre toute leur place dans la gouvernance de la démocratie sanitaire tout en soutenant la Recherche et l'innovation.

Ceci implique au mieux l'absence de dépendance vis-à-vis des deux "puissances de tutelle des malades" :

l'État et les industriels de la Santé. On touche alors au problème des financements. Idéalement, les associations de malades doivent être exclusivement financées par les malades. En effet, le financement par les industriels de la santé les rendrait suspectes ou leur ferait courir le risque d'être transformées ou considérées comme des agents de l'industrie. La dépendance vis-à-vis d'un État qui priorise l'équilibre des comptes les rendrait trop sensibles aux pressions. »

– *Qu'est-ce que les malades peuvent apporter aux médecins ?*

« La médecine est née de l'écoute et de l'examen attentif des patients et de la sensibilité au malheur des hommes. Chaque malade apporte, à une médecine de plus en plus scientifique, sa souffrance. L'esprit scientifique, comme le disait Pierre Curie, est un esprit d'accueil. Au fil du temps, chaque malade contribue, par les questions qu'il pose, aux progrès de la médecine. »

– *Est-ce que les médecins ont changé de regard sur les maladies thyroïdiennes ?*

« Les médecins ne cessent pas de changer leur regard sur les maladies thyroïdiennes. Ils sont guidés par les progrès des dosages hormonaux et plus largement de la biologie, de l'imagerie et des thérapeutiques. Chaque événement individuel ou collectif les amène à utiliser, remettre en question, ou s'interroger sur les limites des savoirs que l'expérience et la Recherche ont permis d'accumuler. Mais, en France, le manque de temps médical, conséquence du numerus clausus qui a fait décroître le nombre de médecins formés, tend à favoriser une sorte d'industrialisation.

Elle voudrait réduire le malade à un dossier de paramètres biologiques ou d'imagerie. Pour caricaturer, l'hypothyroïdie n'est pas qu'un suivi de la TSH. Et quand la TSH est normale, il est imprudent, sans preuve, de coller l'étiquette définitive de nocebo car elle coupe l'écoute et la réflexion.

De ce point de vue, la crise du Levothyrox peut aussi être vue comme un révélateur. En obligeant à réfléchir sur ses origines, elle est aussi un stimulant pour la Recherche médicale. Elle coïncide avec la publication d'articles qui placent la qualité de vie des malades hypothyroïdiens sous traitement sur le devant de la scène internationale, comme un retour aux sources. C'est elle qui guide le regard des médecins et les futurs progrès sur les maladies thyroïdiennes. Sans doute sera-t-on amené à être plus attentif à l'apport complémentaire d'une autre hormone, la T3, toujours discutée, afin de reproduire au mieux le fonctionnement normal de la thyroïde. D'ores et déjà, la presse internationale s'accorde à dire qu'il faut éviter, autant que possible, de changer de marque d'hormones thyroïdiennes. Autrement dit, que la substitution d'une formule à une autre n'est pas souhaitable chez les malades bien équilibrés. »

TÉMOIGNAGE DU DOCTEUR MARIE-HÉLÈNE LEMOINE

« Je suis médecin addictologue dans un hôpital des Hauts-de-France. Auparavant, j'ai exercé la médecine générale.

J'étais sous Levothyrox depuis 2003. Tout allait bien jusqu'à la nouvelle formulation du médicament. Je l'ai prise et j'ai vécu un cauchemar.

J'avais reçu la lettre adressée par le laboratoire Merck informant les professionnels de santé de la mise à disposition de la nouvelle formule du Levothyrox fin mars 2017. Je croyais que le laboratoire avait bonifié le médicament en améliorant la stabilité de son principe actif, la levothyroxine. J'ai donc naïvement commencé à prendre la nouvelle formule en toute confiance fin avril.

Ce fut l'horreur : fatigue XXL, céphalées, palpitations, hypertension artérielle, essoufflement au moindre effort, prise de poids, sensations vertigineuses, chute de cheveux, troubles du sommeil et j'en passe…

Malgré deux semaines de vacances calmes début juillet, je restais fatiguée. Cela ne me ressemblait pas. Une cure de vitamine C et moult cafés n'y firent rien.

J'étais anxieuse sans raison puisque tout allait bien autour de moi.

Je n'assurais plus que mes consultations sur rendez-vous car j'étais incapable de me déplacer voir les patients hospitalisés. Épuisée après quatre heures de consultation, je m'écroulais et je devais m'allonger avant de reprendre la voiture pour faire péniblement les trois kilomètres qui me séparent de mon domicile. Prendre le bus me fatiguait trop.

Parfois, je ne trouvais pas mes mots. Comment travailler dans de telles conditions ?

Je ne comprenais pas ce qui m'arrivait. Avec une TSH normale, je présentais des symptômes d'hyperthyroïdie mais aussi d'hypothyroïdie ainsi que des troubles qui n'avaient rien à voir avec la thyroïde.

Je m'accrochais à mon travail, mais je n'en pouvais plus alors que mon activité professionnelle est plutôt calme en août.

Le vendredi 18 août, je me suis levée tellement fatiguée que je n'avais plus la force de m'habiller. C'était le pont du 15 août et le confrère que je voulais consulter ne rentrait de vacances que le lundi 21. Je voulais tenir jusqu'au lundi mais je me sentais de plus en plus mal. Les céphalées (moi qui n'ai jamais mal à la tête), les troubles de la mémoire et du sommeil (je ne dormais plus que trois ou quatre heures par nuit, moi qui suis plutôt une grosse dormeuse), les sensations vertigineuses m'ont fait craindre une tumeur cérébrale. C'est pourquoi j'ai rédigé un testament en début d'après-midi et pris la décision de me faire hospitaliser.

J'ai difficilement réussi à m'habiller mais je ne pouvais pas sortir la voiture du garage, une voiture s'étant garée devant la porte. À qui appartenait-elle ? Combien de temps allait-elle rester ?

En attendant qu'elle parte, j'ai mis en route mon ordinateur pour lire mes mails. J'ai cliqué sur la newsletter d'un site d'informations médicales qui avait été envoyée la veille : "*Pétition des patients sur les effets secondaires du nouveau Levothyrox. Une pétition a été lancée par des patients qui se plaignent d'effets indésirables de la nouvelle formule du Levothyrox.*"

Ce serait le Levothyrox ?!

Cette pétition lancée en juin avait déjà récolté 22 000 signatures et plus de 9 000 commentaires et témoignages. J'ai cliqué sur son lien. J'ai lu les commentaires, les témoignages et j'ai compris ce qui m'arrivait. J'étais sidérée, c'était le Levothyrox !

J'ai regardé par la fenêtre du bureau. La voiture était partie mais je n'ai pas sorti la mienne du garage. Je suis restée chez moi.

J'ai arrêté le médicament. Quatre jours après, j'allais mieux.

La pétition de Sylvie Robache "Contre le nouveau Levothyrox dangereux pour les patients" m'a permis de faire le lien avec mes troubles.

J'ai ajouté mon nom à la liste des signataires.

Je me suis prescrit un flacon de L-Thyroxine.

En mars 2017, le Levothyrox était en situation de monopole sur le marché français. Aucun recours n'avait été prévu en cas d'intolérance. Il n'y avait pas d'autre médicament apportant la levothyroxine, sauf une spécialité en gouttes pour les enfants, la L-Thyroxine.

La ruée sur le médicament sous forme de gouttes fit craindre une pénurie de la formule pédiatrique. Alors l'Agence nationale de sécurité du médicament (ANSM) demanda aux médecins de prescrire la L-Thyroxine, et aux pharmaciens de la délivrer, en priorité aux enfants dès le 1er septembre. À ce moment-là, j'ai paniqué car je ne voulais pas être obligée de reprendre le nouveau Levothyrox.

Ce n'était pas possible de revivre de tels effets secondaires. J'ai décidé de m'approvisionner à l'étranger.

Mon mari m'avait offert un week-end à Venise pour mon anniversaire début septembre. J'y ai fait des provisions d'Eutirox. Munie d'une plaquette de Levothyrox sur laquelle restait un comprimé, j'ai demandé dans des pharmacies de Venise, de Murano et de Burano l'équivalent italien de l'ancienne formule. Je présentais ma carte d'inscription à l'Ordre des médecins et les pharmaciens me délivraient sans problème une boîte d'Eutirox.

Pourquoi avoir modifié un médicament dont la première autorisation de mise sur le marché (AMM) remonte à 1980 ?

Deux génériques étaient arrivés sur le marché en 2009. Des signalements de déséquilibre thyroïdien avaient été enregistrés à l'Afssaps (Agence française de sécurité sanitaire des produits de santé, ancêtre de l'ANSM). Le Levothyrox est un médicament sensible "à marge thérapeutique étroite", c'est-à-dire qu'une très faible variation peut perturber le malade. Les deux génériques n'ont plus été commercialisés. L'échec de leur commercialisation aurait dû conduire à la prudence.

"*Changement de formule et de couleur des boîtes et des blisters*" avait annoncé l'ANSM le 2 mars 2017.

"La nouvelle formule se caractérise par la suppression d'un excipient, le lactose, et son remplacement par du mannitol et de l'acide citrique."

"Aucun changement lié à la modification de formule n'est attendu pour les patients."

Sauf que la substitution imposée de l'ancienne formule par la nouvelle a déclenché une vague d'événements indésirables sans équivalents.

La nouvelle pilule n'est pas passée !

Elle détient, en effet, le triste record du plus grand nombre de déclarations d'effets secondaires jamais enregistrées en France.

Dès le mois de mai 2017, des patients, par dizaines de milliers, ont consulté pour des effets indésirables parfois invalidants. Ils ont vu leur médecin généraliste, souvent un cardiologue, un neurologue, un rhumatologue ou un psychiatre et parfois ont été hospitalisés.

Il y a eu un nombre inédit de signalements d'effets indésirables, d'échanges sur les forums et réseaux sociaux et d'appels au secours des associations de malades débordées.

Des pétitions réclamant un retour à l'ancienne formule ont été mises en ligne et ont cumulé plusieurs centaines de milliers de signatures. Celle lancée par Sylvie Robache en regroupe aujourd'hui plus de 340 000.

La presse s'est emparée du sujet fin août.

En témoignant, Anny Duperey médiatisa l'affaire début septembre. La célèbre comédienne fustigea le discours dominant qui faisait passer les malades hypothyroïdiens pour "*des malades sensibles, des imbéciles influençables*".

Consciente de l'ampleur d'une crise aux conséquences imprévisibles, la ministre de la Santé Agnès Buzyn dut annoncer que l'ancienne formule, prélevée sur les stocks européens, allait faire son retour temporairement.

Fin 2017, Agnès Buzyn élargit l'offre de médicaments disponibles et des alternatives (de nouveaux médicaments à base de levothyroxine) ont été introduites sur le marché. Elles sont arrivées au compte-gouttes, parfois à dos d'escargot, et les pharmacies n'étaient pas suffisamment approvisionnées. Nous avions l'impression d'être en temps de guerre avec des tickets de rationnement !

Les grands quotidiens médicaux démêlaient pour les médecins le vrai du faux avec des Professeurs émérites d'endocrinologie, des membres de l'Académie nationale de médecine.

De grands Professeurs ont estimé que cette invraisemblable crise relevait d'un effet nocebo (le négatif de l'effet placebo, une origine psychologique aux maux ressentis par une population que la pétition influence), d'une hystérie collective, que les malades, très majoritairement des femmes (à 85 %), étaient des personnes fragiles influencées par les médias et les réseaux sociaux.

"*C'est un effet nocebo car le médicament n'a pas été donné avec confiance.*"

Ce fut la faute d'Anny Duperey, les malades présentaient le "syndrome Anny Duperey".

"*Il n'y a pas de crise sanitaire mais une crise médiatique*", lisait-on dans un grand quotidien médical.

J'étais contente d'apprendre que j'avais été victime d'une crise médiatique !

Pour moi, ce n'était pas la médiatisation du mois d'août qui avait créé les effets secondaires et lorsqu'on me parlait d'un effet nocebo, la moutarde me montait au nez.

Pensez-vous vraiment que des femmes d'un certain âge, constituant la majorité des patients sous Levothyrox, avaient surveillé les réseaux sociaux pour savoir si elles étaient malades ? D'ailleurs, la plupart n'avaient pas Internet.

Un excipient a été modifié, le changement était par conséquent négligeable. Qui aurait osé remettre en question la pensée scientifique en cours ?

C'était une crise sanitaire. Comment était-il possible de le nier à ce point ?

Un fossé s'était creusé entre les affirmations d'une certaine élite médicale et la parole des patients.

Fin décembre 2017, un article, "Levothyrox : *l'effet nocebo de masse a joué un rôle important*", a été sélectionné comme l'un des meilleurs de l'année par un site médical.

"Ça va passer avec le temps", "Tout cela sera vite oublié" et "dans deux ans, on n'en parlera plus"...

Pfou !... Ça fait plus de deux ans et demi qu'on en parle et près d'un million de patients sous Levothyrox ont switché vers une autre spécialité fin 2017 !

J'ai constaté que les professionnels de santé sur le terrain étaient souvent mal informés.

À l'unisson, le laboratoire Merck et les autorités sanitaires enjoignaient : "*La nouvelle formule est meilleure, plus stable et d'un dosage plus précis*" et "*Il faut rassurer les patients. Il faut calmer la polémique, car la majorité des effets secondaires ne seront que temporaires*".

Interrogé par la presse, un endocrinologue parisien expliqua même que le mannitol est "dépourvu d'effet notoire à la dose où il est présent dans les comprimés" et que la perte de cheveux de certains patients est simplement une "coïncidence" !

"*Rassurer les patients, doser la TSH si besoin*" fut le titre d'un article de la presse médicale de septembre 2017.

En janvier 2018, les services de pharmacovigilance ont constaté que l'amélioration des symptômes survenait chez 65 % des malades ayant switché vers une alternative. L'ANSM n'a pas communiqué comme il l'aurait fallu auprès des médecins cette information qui aurait permis l'amélioration de l'état de santé de patients laissés sous nouvelle formule par des médecins persuadés à tort, comme on le leur disait, qu'il suffisait d'attendre !

Les alertes ont tardé à être entendues et les autorités sanitaires ont tardé à réagir.

Lorsque j'ai compris ce qui m'était arrivé, j'ai d'abord eu un sentiment de colère. J'ai eu le sentiment d'avoir été "empoisonnée" et d'avoir servi de cobaye à l'industrie pharmaceutique. Ma colère s'est transformée en combativité. Je suis montée au front pour dénoncer les effets indésirables de la nouvelle formule et tempêter contre l'effet nocebo.

À l'hôpital, mes confrères pensaient qu'il s'agissait d'un simple problème de dosage du médicament et que dès que les médecins traitants l'auraient réajusté, tout rentrerait dans l'ordre. Certains m'ont fermement reproché d'inquiéter à tort les patients. Mon "délire" était contagieux.

Je voyais des patients qui n'avaient d'autre choix que de prendre un médicament qu'ils ne supportaient pas.

Je voulais comprendre ce qui se passait chez ceux qui ne tolèrent pas cette nouvelle formulation. Quelle était cette "*inconnue scientifique*" dont aurait parlé Agnès Buzyn ?

Que contenaient réellement ces comprimés qui nous ont rendus malades ? C'était pour moi une énigme.

Le Levothyrox n'est pas un médicament de confort, c'est un médicament vital pour la majorité des malades de la thyroïde. Ils sont obligés de le prendre tous les matins.

Le 18 septembre 2017, j'ai déposé une plainte afin de comprendre ce qui se produisait avec la nouvelle formulation du médicament. J'ai porté plainte contre X pour tromperie sur les qualités substantielles de la nouvelle formulation du Levothyrox, mise en danger de la vie d'autrui et atteinte à l'intégrité de la personne.

Début novembre 2017, je me suis engagée dans l'Association française des malades de la thyroïde (AFMT).

Le 17 novembre 2017, j'étais heureuse de pouvoir enfin prendre le train seule pour assister au congrès de la Société francophone de tabacologie à Paris. Lors de ce congrès, j'ai essayé d'intervenir auprès de mes confrères pour leur expliquer la situation, mais ma voix avait toujours du mal à se faire entendre.

L'histoire de certaines personnes m'a marquée.

Une patiente, qui venait me voir régulièrement depuis le début de l'année pour se libérer du tabac, avait son médecin traitant en vacances, non remplacé, en juillet 2017. Elle m'a demandé le renouvellement de son traitement par Levothyrox.

En septembre, elle est venue me revoir dans le cadre de son suivi. Lorsque j'ai ouvert la porte de la salle d'attente, elle m'a souri. Je lui ai répondu par un sourire forcé car j'étais choquée par l'alopécie diffuse qu'elle présentait. Sa chute de cheveux était tellement impressionnante que je voyais son crâne. Dans le couloir qui mène à mon bureau de consultation, son mari qui l'accompagnait en plaisanta en disant qu'il allait bientôt être obligé de lui offrir une perruque. Mais il s'en inquiétait et me demanda, lors de l'entretien, quelle pouvait en être la cause. Ma patiente avait l'impression d'avoir vieilli de dix ans depuis notre dernière rencontre. Elle se plaignait d'une grande fatigue, de troubles du sommeil et son médecin traitant lui avait diagnostiqué en août une hypertension artérielle à 21. Elle ne pouvait être victime des réseaux sociaux car le couple n'avait pas Internet et ne l'a toujours pas. Je lui ai donné une boîte d'Eutirox.

En trois à quatre jours, le retour à l'ancienne formule lui a ramené un bon état général.

C'était sûr, les deux formules n'étaient pas identiques !

Une amie octogénaire passait ses vacances en Corse, en été 2017. Nous sommes très proches, nous nous voyons et nous nous téléphonons régulièrement. Sachant qu'elle avait eu une thyroïdectomie totale, je lui ai téléphoné fin août pour lui demander comment elle supportait la nouvelle formule. Horriblement fatiguée, prise de vertiges, titubante comme si elle était saoule, percluse de douleurs, elle ne comprenait pas ce qui lui arrivait. Elle avait consulté trois médecins généralistes et son mari l'avait même conduite aux urgences de l'hôpital de Bastia. Je lui ai conseillé de se faire prescrire un flacon de L-Thyroxine. Elle m'a rappelée, car aucun médecin corse consulté n'aurait accepté de lui faire la prescription.

En septembre, je lui ai envoyé une boîte vénitienne d'Eutirox. Ses enfants ont pris le relais en lui envoyant une boîte d'Eutirox achetée à l'étranger. Il y a eu une grève à La Poste et les précieux comprimés d'Eutirox sont restés bloqués plusieurs jours dans un bureau de poste. Sans levothyroxine, mon amie s'est mise en danger mais il lui était impensable de reprendre le nouveau Levothyrox, même momentanément puisqu'elle avait constaté qu'avec la reprise de l'ancien, sa santé s'était améliorée. Il lui a fallu plusieurs semaines pour réguler son traitement, récupérer physiquement pour enfin prendre l'avion et rentrer chez elle.

Une patiente est venue me voir en consultation de tabacologie fin août 2017. Elle venait sur les conseils d'une de ses amies qui, en arrêtant de fumer, avait retrouvé le souffle et repris le sport.

Le traitement médicamenteux du sevrage tabagique s'appuie essentiellement sur la substitution nicotinique et doit toujours être associé à un soutien psychologique.

Le tabagisme joue un rôle dans la régulation des émotions et de l'humeur. De nombreux fumeurs rapportent que la cigarette améliore leur humeur, les relaxe, soulage l'anxiété et atténue les sentiments dépressifs. L'arrêt du tabac peut démasquer des difficultés existentielles et provoquer des changements pénibles de l'humeur nécessitant une approche spécifique.

L'aide au sevrage va bien au-delà de la substitution nicotinique et le tabacologue doit essayer d'évaluer la santé mentale de son patient. Cette patiente m'a confié vivre un enfer, dans un état d'épuisement et d'anxiété inhabituel depuis sa thyroïdectomie. Très fatiguée, elle ne réussissait pas à dormir, mais elle espérait récupérer pendant les vacances scolaires. En juillet, son médecin lui prescrivit un anxiolytique, un antidépresseur et un somnifère. Elle consulta un psychiatre qui ajouta un neuroleptique au traitement. S'étant documentée sur Internet sur l'indication et les effets secondaires du neuroleptique, elle refusa de le prendre. Elle en informa le psychiatre qui se fâcha et lui conseilla de se mettre en arrêt de travail.

Professeur des écoles, elle ne voulait pas rater la rentrée des classes. Elle n'était pas informée du changement de formule et n'avait jamais pris l'ancienne car elle avait été opérée en avril 2017. Comme elle était la dernière patiente de la journée, j'ai pu prolonger l'entretien. Je prenais des gouttes de L-Thyroxine. Je lui en ai prescrit un flacon. Dès le lendemain matin, elle switcha du Levothyrox aux gouttes de L-Thyroxine. Elle arrêta de fumer avec une substitution nicotinique puis elle supprima progressivement l'antidépresseur, le somnifère et le tranquillisant. Elle fit la rentrée des classes. En octobre, au lieu d'acheter en Belgique du tabac, elle y acheta des comprimés d'Euthyrox.

Un monsieur septuagénaire m'a téléphoné début décembre 2017 sur les conseils d'un ami que nous avons en commun.

Avec la nouvelle formule, son épouse présentait une fatigue intense, des vertiges, une diarrhée, des céphalées et une HTA à 19 alors qu'elle était jusque-là normotendue à 12.

Elle avait consulté un rhumatologue et trois fois un cardiologue au cours de l'été. Le rhumatologue lui avait diagnostiqué une arthrose cervicale "expliquant" les céphalées, l'IRM cérébrale s'étant révélée normale. Le cardiologue lui avait prescrit deux antihypertenseurs pour normaliser sa tension et, interrogé par le mari sur les effets secondaires de la nouvelle formule, il aurait répondu : "*Je ne m'occupe pas de ça !*".

Le médecin traitant s'entêtait dans la prescription de la nouvelle formule, car la TSH était normale. Il aurait déclaré à sa patiente : "*Si vous n'êtes pas contente, changez de médecin et bon courage pour en trouver un qui accepte de faire des visites !*" Notre ville est un désert médical, de nombreux médecins ne prennent plus de nouveau patient.

Je ne peux pas faire une consultation par téléphone et rédiger une ordonnance pour une personne que je ne connais pas. J'ai donc proposé que son épouse vienne me voir en consultation à l'hôpital, même si elle ne buvait pas et ne fumait pas. Venant d'être opéré d'une prothèse de hanche, son mari ne pouvait pas la conduire et elle ne conduisait plus depuis la prise de la nouvelle formule. Je lui ai alors conseillé d'appeler SOS Médecins, mais la vieille dame eut peur de perdre son médecin traitant si elle le mécontentait. Je lui ai conseillé de lire les commentaires de la pétition mise en ligne par Sylvie Robache, mais le couple n'avait pas Internet. Elle m'a téléphoné au début de l'année 2018 pour me présenter ses vœux. Elle était toujours fatiguée avec la nouvelle formule et ne voulait plus sortir. Une coloscopie réalisée fin décembre 2017 s'était révélée normale. Elle me disait d'une petite voix douce au téléphone : "*Vous êtes gentille, mais c'est l'âge vous savez, mon médecin m'a dit que j'étais dépressive…*" À son traitement, le médecin avait ajouté un antidépresseur.

Depuis le début de l'affaire, l'Association française des malades de la thyroïde n'a cessé de jouer un rôle de lanceur d'alerte. Obstinément, sa présidente, Chantal L'Hoir, continue de chercher une explication.

Le combat de l'AFMT me fait penser à celui contre l'industrie du tabac.

L'industrie du tabac a nié pendant des années le rôle de la nicotine dans la dépendance. En 1998, ses documents internes secrets rendus publics révélèrent ce qu'elle savait sur la dangerosité du tabac et toutes les démarches faites pour le dissimuler.

Des actions en justice ont arraché ces documents aux cigarettiers qui ne les ont pas livrés sans mener un farouche combat.

En France, une loi imposa la mention "Fumer tue" sur les paquets de tabac en 2005, alors que l'industrie du tabac le savait depuis 1953.

Un document de 1972 prouve que cette industrie était informée que "les produits du tabac contiennent et fournissent la nicotine, une drogue puissante...". Si, en avril 1994, sept grands patrons de l'industrie du tabac ont juré sous serment en public qu'ils croyaient que la nicotine n'était pas addictive, en interne, ils en étaient parfaitement conscients.

Devant l'ampleur des effets indésirables avec la nouvelle formule du Levothyrox et le manque d'écoute des professionnels de santé, les patients se sont entraidés sur les réseaux sociaux et ont organisé des réunions.

Les réunions permettent de partager avec d'autres malades de la thyroïde son histoire, de parler des difficultés rencontrées avec le changement de formule pour mieux vivre avec et d'obtenir des informations.

Sylvie Robache organisa des rencontres pause-café à Arras. Une rencontre avait lieu le 10 janvier 2018. Je gardais mes petits-enfants près d'Arras ce jour-là. J'ai essayé de la rejoindre mais trop tard, Sylvie venait juste de partir lorsque je suis arrivée au lieu de rendez-vous.

La prochaine rencontre se déroulait le 22 février. C'était un jeudi et je travaillais. J'ai modifié mon agenda pour quitter tôt le service et filer à Arras.

Le 22 février 2018, j'ai enfin pu exprimer ma gratitude en remerciant Sylvie pour sa pétition.

Le nombre de signatures recueillies en ligne de sa pétition réclamant le retour à l'ancienne formule est impressionnant. Cette pétition a été d'une grande aide pour que la voix des malades se fasse entendre.

Merci, Sylvie.
Dr Marie-Hélène Lemoine

TÉMOIGNAGE DU DOCTEUR CATHERINE NOËL, ANGIOLOGUE

« Lundi 21 octobre 2019 : Je reçois un message de Mme Sylvie Robache.

J'avais rencontré Sylvie à quelques reprises, la dernière fois c'était fin septembre à Champagnole lors de l'assemblée générale de l'AFMT. Sylvie avait pris la parole. Deux ou trois pages très émouvantes lues. Une belle écriture. Elle nous annonça un livre au printemps. Ce 21 octobre, Sylvie me contactait pour ce livre. Elle souhaitait y apporter le témoignage de quelques médecins, médecins et victimes du Levothyrox NF. J'acceptai aussitôt. Comment aurais-je pu refuser ? Je devais tant à Sylvie. Sylvie me demandait mon témoignage de cet été 2017 en tant que patiente. L'exercice n'était pas très facile. Depuis deux ans, j'avais surtout écouté le récit des autres. Pour conclure, Sylvie souhaitait mon ressenti sur "cette affaire Levothyrox", fin 2019, en tant que médecin cette fois. J'ai essayé de faire pour le mieux et surtout de coller au plus près de la vérité en évitant autant que possible le "jargon médical".

Mon histoire avec le Levothyrox remonte à l'automne 1991. J'allais avoir 30 ans. Un soir d'octobre 1991, au moment de me coucher, la sensation de froid qui avait débuté dans la soirée s'accentua. Et rien n'y fit, pas plus un bain presque brûlant que des vêtements empilés les uns sur les autres. La sensation d'être glacée de l'intérieur : température = 36°C. Pouls = 40/mn. S'ensuivit un petit moment de "panique". Le bilan biologique effectué le lendemain matin confirma l'hypothyroïdie suspectée. Un endocrinologue rennais me reçut presque de suite, et me prescrivit Levothyrox 25 µg d'abord, augmenté en quelques mois progressivement jusqu'à 75 µg, dose qui resta inchangée. Un bilan étiologique négatif hormis une petite thyroïde. Le Levothyrox d'alors : une tolérance d'emblée parfaite et je ne me suis plus jamais considérée malade, malade de ma thyroïde. Une biologie annuelle d'une stabilité parfaite. Je savais juste que je devais ma survie en bonne santé à ce tout petit médicament pris quotidiennement. Ce Levothyrox, une longue histoire d'amour. Et je ne remercierai jamais assez le laboratoire Merck d'une certaine époque de m'avoir permis de vivre en si bonne santé pendant près de 30 ans.

Ce fut le 7 ou le 8 août 2017 que je commençai à prendre, sans le savoir, ce Levothyrox NF (nouvelle formule). Je n'étais pas au courant de son changement de formule – pourtant je lis mon courrier ! – quand, le 14 juin 2017, mon pharmacien me délivra deux boîtes de Levothyrox 75 µg. Il ne me précisa pas qu'il me remettait une boîte de l'ancienne formule et une boîte de la nouvelle formule. Il faut dire que la communication de l'ANSM avait été : "*Aucun changement lié à la modification de formule n'est attendu pour les patients*".

Ma symptomatologie débuta pendant mes vacances dans le sud de la France. Je ressentis vers le 20 août une certaine fatigabilité à la marche, qui céda très vite la place à une fatigabilité générale s'accentuant au fil des jours. Il faisait très chaud. Sur le chemin du retour, samedi 26 août, Jacques, mon compagnon, au volant de la voiture, me questionna : "Qu'est-ce que tu as ?" En effet, je touchais ma jambe droite de temps à autre, d'un geste devenu machinal, une gêne légère mais récurrente. Je dus répondre évasivement : "Ce n'est pas grand-chose, juste un peu agaçant". Je ne dis rien de plus alors. Mais je me rappelle que c'est pendant ce trajet du retour que je me suis dit pour la première fois que si cela durait, il faudrait que je passe une IRM cérébrale. Le scénario envisagé était : cancer du sein avec métastase(s) cérébrale(s).

Dimanche 27, Jacques me dit : "Mais comment descends-tu l'escalier ?"

Ma jambe droite ne m'obéissait plus comme d'habitude lors de l'exécution de certains mouvements et je devais compenser, mais je ne pensais pas que cela se voyait. Je n'en avais pas parlé, et avais encore moins dit que cela commençait à m'inquiéter sérieusement.

Mais pas vraiment le temps de m'attarder sur ma petite personne… Vers 21 heures, après avoir passé quelques heures en compagnie de ma mère à l'EHPAD où elle vivait pour une maladie d'Alzheimer très évoluée, au volant de ma voiture, un léger écart dû à une "très brève absence", que je mis aussi sur le compte de cette fatigue de plus en plus pesante. Je venais pourtant de passer deux semaines de vacances particulièrement reposantes !

Dans la soirée je consultai ma boîte mail et pris connaissance des messages accumulés depuis trois semaines.

Un mail attira particulièrement mon attention, ce message faisait allusion à la pétition de Sylvie Robache pour le retour à l'ancienne formule du Levothyrox. Mon sang ne fit qu'un tour ! Je tapai frénétiquement Levothyrox sur Google et appris en quelques minutes que le Levothyrox avait changé de formule et que beaucoup de gens se portaient très mal depuis. J'ai d'abord éprouvé un immense soulagement. L'IRM attendrait !

Épuisée, je poursuivis un peu ma lecture : "troubles de la marche"... Je n'étais pas la seule ! Peu après, une folle panique me gagna. J'avais une telle confiance dans ce Levothyrox que je ne m'étais jamais intéressée au traitement hypothyroïdien dans le reste du monde et j'ai subitement pensé que le Levothyrox en vente en France était peut-être le seul médicament disponible dans toute l'Europe, voire dans le monde entier. Ce temps de panique me parut très long et surtout très intense. Je me rappelle m'être dit pêle-mêle, alors que je sentais les effets jour après jour de ce médicament – avec "l'impression de m'empoisonner peu à peu", que si vraiment il n'y avait pas d'autre solution que ce Levothyrox NF, il me serait assez vite impossible de travailler, que j'allais probablement l'arrêter, que la vie serait vite impossible et qu'il me vaudrait mieux disparaître. Panique totale. Et je n'avais jamais eu de pensées suicidaires. Et puis brutalement, je me suis rappelé "les gouttes", les gouttes pour nouveau-nés. Miracle ! Épuisée, j'éteignis. Ce temps de panique totale, je me le suis rappelé à chaque fois que j'ai eu connaissance d'un suicide très probablement en lien avec ce changement de formule. Il me revint régulièrement, tel un boomerang, quand un commentaire tel que "hystérie collective" ressurgit !

Si tous les lecteurs de ce livre, si tous les médecins, tous ceux qui prennent ce genre de décision, de modifier tel ou tel médicament dans les bureaux "glacés" d'un ministère, pouvaient juste essayer de s'imaginer, ne serait-ce que quelques secondes, ce que peut représenter un médicament, lorsque votre vie en bonne santé en est totalement dépendante, en particulier pour tous les gens privés de thyroïde.

Lundi 28, la reprise ne se déroula pas comme d'habitude. Après une mise en route d'une à deux heures, peut-être, la sensation "d'avoir la pêche", de ressentir le bienfait de ces vacances passées s'imposait. Cette année-là, la fatigue ne fit qu'enfler d'heure en heure et j'eus beaucoup de mal à "assurer" jusqu'à la fin de la journée. Entre deux patients, je glanais quelques informations. Cette fin de première journée fut très difficile. Mon dernier patient parti, je voulus une nouvelle fois m'accroupir pour nettoyer un peu l'entrée de mon cabinet médical et pour la seconde fois de la journée, je me laissai volontairement retomber sur mes bras pour ne pas tomber complètement, ma jambe droite refusant ce mouvement d'accroupissement que je faisais une dizaine de fois par jour pour garder l'entrée propre.

Ce lundi, j'avais surtout appris que l'ancienne formule restait disponible dans presque toute l'Europe. Mardi 29, je ne le savais pas encore mais je prenais le Levothyrox NF pour la dernière fois.

Ma plus grande chance dans cette histoire fut de n'avoir pris ce médicament que trois semaines. Merci Sylvie...

En effet, mercredi 30, "l'impression de m'empoisonner" de jour en jour était si forte que je décidai de ne rien prendre. Dans la journée, j'entrepris une fouille méticuleuse et ô miracle, je réussis à dénicher une plaquette contenant une dizaine de "vieux" comprimés périmés depuis quelques mois. Une survie de 10 jours... Je me moquais bien à ce moment-là de cette histoire "d'instabilité avant la date de péremption" qui défrayait l'actualité. Je verrais bien ! Je n'avais guère le choix. Dès le vendredi soir, j'en avais fini avec ma "patte folle" ; je descendais les escaliers normalement.

Le week-end du 2 au 3 septembre, j'ai envoyé par mail à un proche travaillant au Luxembourg une ordonnance de L-Thyroxine 75 μg avec lactose. Le lundi 4 au soir, une joie immense : la photo de la boîte qui allait me sauver la vie, et j'eus la surprise de lire, à la place du L-Thyroxine de Merck attendu : L-Thyroxine Christiaens du laboratoire Takeda. J'allais survivre... Déjà, une semaine après l'abandon de la nouvelle formule pour "une vieille formule périmée", j'avais presque totalement récupéré, juste une légère fatigue résiduelle, et mercredi 6 septembre, je fis ma déclaration d'effets indésirables en ligne.

À la fin de cette déclaration figurait le numéro de téléphone du Centre de pharmacovigilance de Rennes dont je dépendais. À trois reprises j'ai composé ce numéro. À trois reprises, j'ai eu la même personne très aimable au bout du fil. Nous avons échangé les deux premières fois assez longuement. Cette personne m'informa, dès ce 6 septembre, de l'ampleur du "phénomène", de ce déferlement sans précédent, totalement inattendu, de déclarations d'effets indésirables, effets indésirables parfois très conséquents. Elle me précisa d'elle-même que le plus souvent la TSH restait normale et qu'il ne s'agissait pas d'un effet médiatique puisque, pour de très nombreuses déclarations d'effets indésirables, le lien avec le changement de médicament n'avait pas été effectué puisque la personne ayant établi la déclaration n'avait pas connaissance de ce changement de formule. Le vendredi 8 septembre au soir, je récupérai le L-Thyroxine 75 μg de Takeda que je commencerais à prendre le lendemain. Une boîte de 112 comprimés. Des semaines de survie. Le 13 septembre, j'appelai pour la seconde fois le service de pharmacovigilance pour communiquer le résultat de ma TSH strictement inchangée, à 1,650 le 21 juin 2017, date du contrôle annuel habituel, et puis le 9 septembre 2017.

Le discours des autorités sanitaires n'avait pas varié : "*Il s'agissait d'une dysthyroïdie transitoire, les choses allaient s'arranger, ce nouveau Levothyrox était même meilleur, puisque plus stable, avec une modification minime : le principe actif, la L-Thyroxine, restait inchangé ; le lactose avait juste été remplacé par de l'acide citrique et du mannitol. La bioéquivalence est la garantie d'une efficacité et d'une sécurité identique à celle de l'ancienne formule*".

La France avait interdit la L-Thyroxine en gouttes pour éviter une pénurie chez les enfants et les nouveau-nés (communication faite le 31 août 2017 par Dominique Martin, directeur général de l'ANSM). Le discours officiel était d'adapter la posologie à la TSH et d'attendre six à huit semaines entre deux dosages. Six à huit semaines, un temps immense, quand chaque jour est une épreuve. Et comment adapter le médicament quand la TSH restait normale ? La plupart des patients n'avaient aucune solution, leurs médecins non plus. La plupart des patients étaient soit trop éloignés des frontières, trop fatigués, trop "mal en point", trop seuls, trop pauvres, trop âgés pour se rendre à l'étranger ; de plus, sans le fameux sésame (l'ordonnance adéquate), le risque était grand qu'ils se voient refuser leur médicament.

Ce n'est que le vendredi 15 septembre au matin que Mme Buzyn fit volte-face et déclara sur l'antenne de France Inter qu'il y aurait un retour provisoire à l'ancienne formule car certaines personnes avaient des effets indésirables conséquents avec une TSH restant normale. **Mme Agnès Buzyn reconnut l'existence d'une "inconnue scientifique".**

Mme Buzyn avait annoncé aussi une ouverture à la concurrence, comme cela existait a priori dans tous les autres pays d'Europe, créa deux commissions et se désintéressa du dossier… Une de ces deux commissions avait pour but l'amélioration de l'information des patients et des professionnels de santé sur les médicaments.

Le "la" était donné : il ne s'agissait plus que d'un problème de communication. On avait fait fi de l'inconnue scientifique, fi du fait que c'était justement à cause du manque de communication que l'on pouvait affirmer que le problème essentiel était autre.

Lundi 2 octobre, un temps déjà immense pour les patients symptomatiques. Il y eut bien un peu d'ancienne formule dans les pharmacies à partir du 2 octobre, mais au compte-gouttes. Les autorités sanitaires ayant toujours minimisé, et continuant de le faire, le nombre de patients concernés ainsi que la gravité de leurs symptômes. Deux autres alternatives arriveront un peu plus tard. Ce sera surtout la L-Thyroxine Henning de Sanofi. Il faudra des mois pour que ces alternatives soient disponibles en quantité suffisante et dans tous les dosages. Le seul médicament facilement disponible fut pendant de très longs mois le Levothyrox NF.

Pendant ce temps, je prenais consciencieusement mon nouveau médicament. Vers le 20 septembre, je ressentis de temps en temps quelques palpitations et je diminuai un peu mon dosage. Si bien que le mardi 3 octobre, je préférai revenir à l'ancienne formule à 75 μg.

Jeudi 5 octobre 2017, au cours de l'émission Envoyé spécial, j'eus l'explication médicale à mes palpitations. Après différents témoignages, dont celui d'Anny Duperey, on nous présenta un reportage sur l'expérience belge et j'eus la surprise de voir "mon" L-Thyroxine Christiaens, médicament qui m'avait sauvé la vie pendant près d'un mois et que je venais d'abandonner. Au cours de ce reportage, nous apprenions que, deux années plus tôt, le laboratoire Takeda avait modifié son médicament. Les patients avaient été informés de ce changement de formule et l'inscription "nouvelle formule" figurait d'ailleurs sur la boîte. Un suivi médical régulier avec contrôle biologique avait eu lieu.

Le constat était que, chez ces patients informés, la substitution s'était relativement bien faite. Ce reportage confortait le message des autorités sanitaires françaises, à savoir: "Pas de crise sanitaire, un problème de manque de communication uniquement".

L'exemple de ce médicament est intéressant à plus d'un titre, car ce qui ne fut pas dit dans ce reportage, c'est que ce L-Thyroxine Christiaens n'avait rien à voir avec le Levothyrox NF et qu'il était même "très proche parent" de notre ancienne formule, avec également du lactose comme excipient. On ne s'intéressa pas non plus au fait que le laboratoire Takeda, en plus de l'étude de bioéquivalence sur 24 volontaires sains (donc non malades de la thyroïde), avait effectué une étude clinique appelée "étude de switch prospective" sur une durée de 16 semaines sur 84 vrais malades, ayant subi une thyroïdectomie totale ou presque totale. Ce chiffre de 24 (tel que préconisé par l'ANSM) aura toute son importance comme nous l'apprendrons le 21 août 2019 (6) (7).

Et, s'il y eut un suivi médical rapproché de tous les patients, c'est qu'au cours de ces deux études, le laboratoire avait constaté un surdosage par rapport au traitement antérieur et de ce fait, il fallait prévoir une prescription un peu à la baisse. Je compris alors que mes palpitations étaient logiques, en lien avec ce surdosage attendu. Cette émission d'Envoyé spécial eut un effet catastrophique ! Anny Duperey fit part de sa déception, mais bien évidemment le mal était fait. On restait dans le sempiternel discours : "Problème de communication".

Début août 2018, pour diverses raisons, je reviendrai au L-Thyroxine Christiaens du laboratoire Takeda et quitterai définitivement l'ancienne formule du Levothyrox du laboratoire Merck.

Si je devais résumer: ces deux années, je suis passée par différentes étapes mêlées. La première étape fut celle très intense, très égoïste, de la "survie". Mais presque simultanément j'ai eu, chevillée au corps, la certitude qu'il y avait un problème avec ce médicament, et vu le discours officiel des autorités sanitaires, j'ai su que j'allais devoir m'impliquer. Pour ce faire, je devais récupérer au plus vite. Jamais peut-être je n'ai ressenti avec autant d'acuité cet immense privilège que j'avais, en tant que médecin, d'obtenir avec tant de facilité cette précieuse ordonnance que de très nombreux patients se sont vu (et se voient encore) refuser. Mais en même temps, ce privilège m'obligeait davantage.

Cette fin d'année 2017 fut terrible pour les patients! Un premier coup fatal fut porté par le Dr J.-P. Door qui présenta les premières conclusions de la mission parlementaire sur le Levothyrox, qui seront résumées dans *Le Quotidien du médecin* du 2 novembre, dans sa formule gratuite lue par de très nombreux médecins: "L'Académie de médecine et les spécialistes sont unanimes: la nouvelle formule est meilleure... En aucun cas la qualité du produit n'est en cause et ce n'est pas une crise sanitaire, mais médiatique". Puis des professeurs d'endocrinologie montèrent au créneau: une émission à destination des médecins, une autre à destination de tous les Français, Fréquence médicale, consacra son Jeudi de la formation du 14 décembre à "l'affaire Levothyrox". Curieusement, l'invité fut le Pr J.-F. Bergmann, endocrinologue, mais aussi ex-vice-président de la commission des autorisations de mise sur le marché au moment du scandale du Mediator et qui n'avait alors rien vu venir ! On invita pour parler de ce "problème Levothyrox" un médecin qui déclara au cours de l'émission n'avoir eu aucun patient symptomatique.

Et puis ce fut le coup d'estocade avec cette tribune parut dans *Le Monde* du 28/12/2017 (5) : de X. Bertagna, P. Bouchard, A. Grimaldi, J.-L. Wemeau, J. Young avec le devenu célèbre EFFET NOCEBO qui fit tant de mal aux patients !

Il faudra attendre avril 2019 pour que les patients obtiennent un début de réparation.

Le jeudi 4 avril 2019, "l'affaire Levothyrox" revenait au-devant de l'actualité par un coup de tonnerre magistral : l'étude de bioéquivalence, sur laquelle reposait tout entière l'autorisation de mise sur le marché du Levothyrox NF, sera fortement contestée par une équipe franco-britannique.

Cette étude parue dans *Clinical Pharmacokinétics* (1) montrait cette information totalement incroyable : les deux formulations du médicament commercialisées par Merck n'étaient pas substituables pour plus de 60 % des patients.

Le journal *Le Monde* du 4 avril révéla l'information avec ce titre : "Levothyrox : l'étude qui donne raison aux patients" (2).

Puis, en juin 2019, *La Revue du praticien* titra avec justesse son éditorial : "Levothyrox : un cas d'école du mépris de la parole des malades" (4). Un article du

Dr C. Hill et du Dr M. Schlumberger confortera cette non-bioéquivalence individuelle (3).

Pour conclure par mon ressenti en tant que médecin ET malade :

Je n'aurais jamais imaginé un tel scandale en France, dans son ampleur, dans sa durée, car dès septembre 2017, il est aussi évident que 2 et 2 font 4 qu'il y a un problème avec ce nouveau Levothyrox, un problème très probablement grave, et que de façon encore plus évidente le rapport bénéfices/risques entre l'ancienne et la nouvelle formule est très nettement défavorable à la nouvelle formule. Ce qui aurait déjà dû suffire en soi... Je n'aurais pas imaginé ce déni de l'évidence. Avec cette question maintes fois entendue : "Qu'est-ce qui aurait été plus important que la santé de tous ces patients ?"

Le hasard du calendrier fait que se déroule en ce moment le procès du Mediator. L'attente est très forte. En dix ans, l'Afssaps est devenue l'ANSM (Agence nationale de sécurité du médicament). Dans l'affaire qui nous concerne, cette agence aura bien mal porté son nom.

Dans ce "scandale Levothyrox", comme pour le "scandale Mediator", deux grands coresponsables que sont l'État et le laboratoire. Puis il y a aura la responsabilité du corps médical.

Je n'aurai le temps d'envisager que le rôle de l'État et de l'ANSM, censés nous protéger.

Les raisons mêmes du changement de formule restent questionnées. Comment avoir pu autoriser la mise sur le marché de cette nouvelle formule avec une seule étude de bioéquivalence ? J'ai appris depuis avec consternation que ce serait souvent ainsi pour la sortie sur le marché d'un générique. Ce Levothyrox NF est de fait un générique. Mais si la législation autorise ce genre d'étude minimaliste pour la mise en vente d'un générique, c'est parce que le médicament princeps reste. De ce fait, en cas de mauvaise tolérance, le médecin peut revenir au princeps en ajoutant à sa prescription la mention "non substituable". Ici, l'imposture a consisté, au lieu d'ajouter un générique, à substituer au médicament princeps un générique. Au printemps 2017, l'ancienne formule ne pouvait donc disparaître. Et, circonstances aggravantes parfaitement connues de l'ANSM : il s'agit d'un médicament souvent vital pris par près de 3 millions de patients dont de nombreuses femmes enceintes. Il s'agit d'un médicament dit à marge thérapeutique étroite, difficile à "génériquer", avec plusieurs expériences difficiles dans le monde, dont deux échecs récents en France (deux génériques qui contenaient déjà du mannitol). Cerise sur le gâteau, ce médicament était en situation de quasi-monopole et sera même en situation de monopole strict pendant un mois au plus fort de la crise.

À ce stade, on ne peut qu'être étonné de la différence de traitement concernant deux dossiers d'autorisation de mise sur le marché d'un médicament à base de L-Thyroxine, dans deux pays voisins, à peu près au même moment.

Ces deux médicaments sont ceux du laboratoire Takeda en Belgique et du laboratoire Merck en France, l'un sera commercialisé en 2015, l'autre en 2017.

Quand le scandale arriva durant l'été 2017, l'immense erreur, à mon avis, fut de ne pas avoir pris la décision d'appliquer le principe de précaution qui consistait à retirer le Levothyrox NF. Ceci pour deux raisons :

– une première raison, toute simple : c'est que la mise sur le marché du Levothyrox NF ne s'est pas du tout, mais pas du tout passée comme prévu. Cette seule raison aurait pu suffire en soi.

– La seconde raison évidente est que les autorités sanitaires, ANSM en tête, savaient tout de la faiblesse du dossier d'autorisation de mise sur le marché. Pour ces deux raisons, **les autorités sanitaires se devaient d'appliquer le principe de précaution** à la fin de l'été 2017.

Cela paraissait pourtant facile, puisque l'ancienne formule était disponible dans tous les autres pays européens. Cela aurait même dû être perçu comme un devoir, puisque par la suite, il était prévu que ce médicament remplace peu à peu l'ancienne formule dans tous les autres pays européens.

Il y aura bien d'autres erreurs puisque les autorités sanitaires ont toujours exclu "officiellement" que le problème puisse être "le médicament". Pour ce faire, on écoutera peu et mal les patients et on ne mènera aucune étude scientifique sérieuse pour avoir l'explication à ces effets secondaires conséquents inexpliqués, d'une fréquence totalement inattendue.

La question ne devrait plus être de savoir si cette nouvelle formule pose problème, mais **POURQUOI** ?

Pourquoi, suite a priori à une modification minime (officiellement, le remplacement du lactose par du mannitol et de l'acide citrique), observe-t-on une telle variabilité des taux sériques de L-Thyroxine chez les volontaires sains ? Et est-ce que cela permet d'expliquer tous les effets secondaires présentés par les patients ?

Cela aurait dû passionner les médecins que nous sommes, nous les prescripteurs de médicaments que nous connaissons si mal. L'excipient ayant de fait un rôle fondamental : acheminer le principe actif vers son site d'action, contrôler son absorption par l'organisme.

Cela sous-entend que pour la mise sur le marché d'un générique (quand il ne s'agit pas d'un autogénérique dans lequel les excipients restent les mêmes), des études plus conséquentes devraient être requises. Bien au contraire, le gouvernement vient de limiter de façon drastique le recours à la mention "non substituable", mesure qui devrait entrer en vigueur dès 2020. Et ne serait-ce pas une des raisons principales de la cécité du gouvernement avec, en filigrane, "Touche pas à mon générique" ?

À une époque où il est question de protection de la planète, de sécurité alimentaire, de traçabilité, le message de communication concernant le médicament ne devrait-il pas être aussi celui du "consommer moins, mais mieux" ?

1 – Concordet D., Gandia P., Montastruc J.-L., Bousquet-Mélou A., Lees P., Ferran A., Toutain P.L. "Levothyrox new and old formulations : are they switchable for millions of patients ?", Clinical Pharmacokinetics, *2019 Apr. 4, pp 1-7.*

2 – Pascale Santi, Stéphane Foucart – Publié le 04/04/2019 dans Le monde : *« Levothyrox : l'étude qui donne raison aux patients». Selon ces travaux franco-britanniques, les deux versions du traitement commercialisé par Merck auprès des malades de la thyroïde ne sont pas substituables pour chaque individu.*

3 – Catherine Hill, Martin Schlumberger: «Les deux formules de Levothyrox ne sont pas bioéquivalentes» – Revue du Praticien *Vol 69 – Juin 2019 – pp. 599-601.*

4 – Alain Tenaillon, Jean Deleuze: «Levothyrox: un cas d'école du mépris de la parole des malades» – Éditorial Revue du praticien *20 juin 2019 – N° 6, p. 583.*

5 – X. Bertagna, P. Bouchard, A. Grimaldi, J.-L. Wémeau, J. Young, publié le 28/12/2017 dans Le Monde*: Levothyrox: «Il faudra avoir une expertise sociologique de cette invraisemblable "crise"». Dans une tribune au* Monde, *cinq endocrinologues estiment que la crise provoquée par la nouvelle formule du médicament relève d'un «effet nocebo».*

6 – Concordet D, Gandia P, Montastruc J.L, Bousquet-Mélou A, Lees P, Ferran A, Toutain P.L., Clinical Pharmacokinetics *pp. 1-5 – First Online: 21 August 2019. «Pourquoi faut-il plus de 200 sujets pour démontrer la bioéquivalence d'une nouvelle formulation de levothyroxine avec une ancienne».*

7 – Pascale Santi, Stéphane Foucart – Publié le 22/08/2019 dans Le Monde*: «Levothyrox: pourquoi Merck a fait du zèle dans l'évaluation de la nouvelle formule». Le choix de l'industriel allemand d'enrôler un grand nombre de patients dans un essai conduisait mécaniquement à masquer un défaut de bioéquivalence entre les deux versions du médicament.*

En septembre 2017, Anny Duperey a adressé une lettre à Mme la ministre de la Santé, Agnès Buzyn, afin de lui demander son aide pour que les malades puissent continuer à prendre l'ancienne formule du Levothyrox.

En mettant sa notoriété au service des malades, elle aura sans aucun doute permis le retour, hélas temporaire, de l'ancienne formule, et favorisé l'arrivée de plusieurs solutions alternatives.

LETTRE OUVERTE DE ANNY DUPEREY À AGNÈS BUZYN

Anny Duperey
à Madame Agnès Buzyn
Ministre de la Santé

Madame la ministre,

J'ai décidé d'aider, par cette lettre ouverte adressée à vous-même et aux journalistes (jointe), l'Association des malades de la thyroïde.

Je subis moi-même gravement les effets secondaires catastrophiques de la nouvelle formule du LEVOTHYROX – qui ne sont nullement « transitoires », puisque s'aggravant encore au bout de 5-6 mois de prise.

Faites le nécessaire, s'il vous plaît, pour offrir aux Français qui DOIVENT prendre ce médicament, la possibilité de retrouver l'ancienne formule – ou avoir le choix entre les deux, pour les quelques intolérants au lactose. Faut-il pour les épargner rendre des milliers de gens malades ?

Il est tout de même curieux que l'intolérance au lactose, comme le nuage de Tchernobyl, ne passe pas les frontières... puisque tous nos voisins européens ont conservé, ou sont revenus (Pays-Bas) à l'ancienne formule.

Vite, s'il vous plaît !

Il y a des cas dramatiques.

Respectueusement.

A. Duperey

*

Lettre ouverte d'Anny Duperey (Comédienne – Auteur) aux journalistes, et témoignage, pour la conférence de presse du 8 septembre à 11 h 30 au bureau du Parlement européen, 288 boulevard Saint-Germain à Paris, au sujet de la nouvelle formule du Levothyrox.

Et à l'intention d'Agnès Buzyn, ministre de la Santé.

Bonjour,

Je suis traitée depuis une douzaine d'années pour hypothyroïdie, compensée jusqu'à ces derniers mois, sans aucun problème, par la prise de ce médicament.

Je fus avertie par mon pharmacien du changement d'excipient dans le Levothyrox, ce qui ne m'a aucunement inquiétée, et j'ai continué à le prendre en toute confiance.

Des malaises très inquiétants sont alors apparus en rafale, et pas une seconde je n'ai pensé qu'ils étaient la conséquence de ce changement de formule ! Aucune méfiance ! Ce n'est que lorsque j'ai lu la pétition mise en ligne dernièrement que j'ai compris ce qui se passait…

C'est pourquoi je suis particulièrement révoltée lorsque j'ai lu des propos dans le style « Tout changement est anxiogène… », surtout chez des patients soumis, de par leur pathologie, à des « troubles de l'humeur » – comme si nous étions des imbéciles influençables, des faibles d'esprit prêts à « se faire des idées » pour un rien. C'est insultant.

Moi, je n'ai eu aucune angoisse préalable, nulle inquiétude.

POURTANT… sont apparus par ordre d'entrée en scène :

– Maux de tête et vertiges – au point de demander à faire un écho-Doppler de circulation cérébrale, fin avril, avant de partir tourner à l'étranger. Résultat : rien d'anormal.

– Crampes au réveil, retour de douleurs articulaires au niveau des hanches.

– Faiblesse musculaire telle que j'ai dû abandonner l'exercice physique, pourtant doux, qui m'était salutaire.

– Constants problèmes digestifs et intestinaux – que la bienséance m'interdit de décrire… mais qui vont jusqu'à s'avérer socialement handicapants !

– Épuisement, tel que pour assurer une journée de tournage, je me vois contrainte de prendre moult cafés, ou du Guronsan pour « tenir » la journée, après, je m'écroule.

– Mais on ne dort pas bien pour autant : réveils nocturnes, avec impossibilité de se rendormir !

– J'ai fait par deux fois un contrôle sanguin, car je me sentais « comme si » j'étais de nouveau en hypothyroïdie – dosage normal, pour ma part. Donc, je ne comprenais rien.

L'on m'a rapporté que le directeur de l'ANSM a affirmé à la radio, samedi dernier, que cette nouvelle formule du Levothyrox avait cours dans toute l'Europe. C'est faux. Les Français sont les seuls « cobayes ». Quand un responsable si haut placé profère un si énorme mensonge, ce n'est pas très bon signe…

J'ai entendu aussi affirmer que ces malaises étaient « transitoires » – comment le savent-ils, puisque les malades français sont les premiers à expérimenter cette formule ? Et que veut dire « transitoire » alors qu'apparemment, aucun des effets secondaires ne faiblit au fil des mois, et qu'au contraire, chez moi ils augmentent ?

Puisque (*) tous nos pays voisins ont refusé cette nouvelle forme catastrophique du Levothyrox, que les Pays-Bas l'ont abandonnée après l'avoir testée, va-t-on favoriser une sorte de « marché noir de l'ancienne formule » à nos frontières, comme pour le tabac ?

Quand on sait que ce produit est VITAL pour des milliers de personnes, dont on pourrit la vie sans même qu'elles sachent pourquoi on les oblige à subir cela, c'est un honteux scandale.

Messieurs, mesdames les journalistes, au nom de toutes ces victimes d'effets secondaires, alors qu'à ma connaissance NUL ne se plaignait de l'ancienne formule, investiguez, faites votre métier en cherchant quel est l'intérêt caché de cette honteuse manipulation.

Ha ! J'oubliais un autre effet secondaire :

Moi qui suis d'un caractère doux, je suis en permanence exaspérée. Serait-ce par hasard dû à la colère d'être contrainte d'ingurgiter un produit qui me fait à présent plus de mal que de bien ?? Bien sûr que non ! Nos responsables de la santé publique vous affirmeront que cette mauvaise humeur est due à la faiblesse de ma thyroïde… Évidemment !

Si l'un d'eux osait me rétorquer cela, je lui ferais bien avaler la plaquette et le carton avec !

Anny Duperey

(*) Depuis la rédaction de cette lettre, Merck a commercialisé cette nouvelle formule dans d'autres pays européens. Cette commercialisation n'a pas eu les mêmes conséquences délétères qu'en France, car, d'une part, dans ces pays Merck n'était pas en situation de monopole comme en France et beaucoup de malades prenaient une alternative ; et d'autre part, à la suite du fiasco français les médecins et les malades ont été informés correctement des risques induits par un changement de spécialité à base de levothyroxine.

13

CHRONOLOGIE DE L'AFFAIRE DU LEVOTHYROX

Mars 2017 : Arrivée de la nouvelle formule du Levothyrox à la demande de l'ANSM.

Juin 2017 : Pétition en ligne.

6 septembre 2017 : La comédienne Anny Duperey adresse une lettre ouverte à la ministre de la Santé Agnès Buzyn, pour dénoncer les effets secondaires.

8 septembre 2017 : Rassemblement devant l'Assemblée nationale pour réclamer le retour de l'AF du Levothyrox.

11 septembre 2017 : La ministre de la Santé, Mme Agnès Buzyn, reconnaît un problème d'information.

15 septembre 2017 : Retour de l'ancienne formule du Levothyrox et lancement d'une procédure judiciaire.

2 octobre 2017 : L'AF du Levothyrox fait son retour dans les pharmacies, mais au compte-gouttes. Le nombre de boîtes est limité et les conditions de délivrance sont strictes. Disponible sous le nom d'Euthyrox.

3 octobre 2017 : Le siège français de Merck à Lyon est perquisitionné en présence de deux magistrats du parquet de Marseille.

11 octobre 2017 : L'ANSM, qui se base sur les premiers résultats de son enquête sanitaire, assure que les effets indésirables sont dus à « un déséquilibre thyroïdien » causé par le changement de traitement et non à la nouvelle formulation du Levothyrox.

31 octobre 2017 : Le docteur Jean-Pierre Door, député du Loiret et rapporteur de la mission flash sur le Levothyrox, affirme que l'affaire de la nouvelle formule du Levothyrox est une « crise médiatique, pas sanitaire ». Et que celle-ci n'est en rien comparable à la crise du Mediator. Réaction indignée des malades.

14 novembre 2017 : Première décision de justice, le tribunal de grande instance de Toulouse impose à Merck de procurer 200 000 boîtes d'Euthyrox aux pharmacies.

5 décembre 2017 : D'après l'ANSM, il n'y a pas de lien établi entre la nouvelle formule du Levothyrox et les 19 décès signalés.

16 octobre 2017 : Fin du monopole de Merck en ce qui concerne le Levothyrox. Les malades auront le choix entre cinq médicaments qui seront commercialisés très progressivement…

Avril 2019 : Une étude indépendante publiée dans la revue scientifique *Clinical Pharmacokinetics* révèle que près de 60 % des patients pourraient ne pas réagir de la même manière aux deux versions du médicament. Cette étude, qui a porté sur 204 patients chez lesquels on a mesuré le taux d'hormone thyroïdienne T4 avec l'ancienne et la nouvelle formule, laisse supposer que les deux formules ne seraient pas bioéquivalentes.

*

LES RECOURS EN COURS

L'AFMT attend toujours des résultats d'analyses et entend bien rendre justice aux malades victimes de la NF du Levothyrox, et apporter des réponses aux questions que ceux-ci se posent.

Il est toujours possible de déposer plainte :

Pour le pénal :

Le droit pénal, ou droit criminel, est une branche de droit qui détermine des comportements antisociaux – les infractions – et prévoit la réaction de la société envers ces comportements. (Définition Wikipédia)

Pour le civil :

Le droit civil est une branche du droit privé qui régit les rapports entre les personnes, qu'il s'agisse de personnes physiques ou de personnes morales. La fonction du juge civil est ainsi de trancher un conflit juridique entre deux parties : le plaignant, le défendeur. (Définition Wikipédia)

Voir sur le site de l'AFMT.

*

L'AFMT, ainsi que d'autres associations, se bat pour que les 122 000 malades qui prennent encore l'ancienne formule commercialisée en France sous le nom d'Euthyrox puissent avoir accès à ce traitement au-delà de septembre 2020. En effet, c'est à cette date qu'il est prévu l'arrêt définitif de sa commercialisation. Les malades sous Euthyrox ont légitimement peur de subir les effets négatifs d'un changement de médicament.

C'est pourquoi l'AFMT a demandé « un moratoire pour le retrait de l'Euthyrox du marché français ».

Moratoire : Un moratoire est un terme juridique qui désigne une décision d'accorder un délai ou une suspension volontaire d'une action. Disposition légale, nécessitée par des raisons impérieuses d'intérêt public, suspendant d'une manière générale l'exigibilité des créances, le cours d'actions en justice. (Définition Wikipédia)

*

Les associations se mobilisent pour demander le remboursement du médicament TCaps qui à ce jour n'est toujours pas remboursé.

ADRESSES ET LIENS UTILES

ANSM (Agence nationale de sécurité du médicament et des produits de santé) https://ansm.santé.fr

Le rôle de l'Agence nationale de sécurité du médicament et des produits de santé (ANSM) est de garantir la sécurité des médicaments depuis les essais cliniques et au-delà de leur autorisation de mise sur le marché.

Caisse primaire d'assurance maladie : ameli.fr

France Assos Santé (Tél. 01 53 62 40 30) *Prix d'une communication normale*

S'adresse à toute personne confrontée à des difficultés, des doutes, des interrogations en lien avec une problématique de santé.

Signaler des effets indésirables liés à un produit de santé :

Depuis le 13 mars 2017, les professionnels de santé ou les usagers peuvent signaler en quelques clics aux autorités sanitaires tout événement indésirable sur le site https://solidarites-sante.gouv.fr/soins-et-maladies/signalement-sante-gouv-fr/, dont les effets indésirables, incidents ou risques d'incidents liés aux produits de santé.

LEXIQUE

A

Anxiolytique : Médicament utilisé contre l'anxiété. (Définition Wikipédia)

ANSM : Agence nationale de sécurité du médicament et des produits de santé.

B

Bioéquivalence : La bioéquivalence ou bio-équivalence est un terme de pharmacologie. Deux principes actifs sont dits bioéquivalents lorsque, administrés à la même concentration, ils engendrent normalement les mêmes effets. (Définition Wikipédia) L'évaluation de la qualité de l'étude de bioéquivalence d'un médicament générique fait partie intégrante de l'évaluation d'une demande d'AMM.

C

Calcitonine : Hormone sécrétée par la thyroïde, qui joue un rôle important dans la régulation du taux de calcium dans le sang.

Cancer médullaire de la thyroïde : Tumeur se développant sur une partie de la thyroïde produisant une hormone, la calcitonine.

Cancer papillaire de la thyroïde : Le carcinome papillaire est le type de cancer de la thyroïde le plus courant. Il prend naissance dans les cellules folliculaires de la thyroïde.

Cytoponction : Prélèvement par aiguille fine de quelques cellules contenues dans un nodule.

D

Déglutition : Fonction de l'organisme qui consiste à avaler sa salive ou des aliments par voie orale.

Déontologie : Ensemble des droits et des devoirs de la profession médicale.

E

Échographie thyroïdienne : Examen indolore et rapide qui permet de mettre en évidence le volume et la structure tissulaire de la glande thyroïde. Il s'agit d'un examen opérateur-dépendant.

Endocrinologue : Médecin spécialiste des glandes endocrines.

F

Fausse route : Trouble de la déglutition qui survient lorsqu'un liquide ou un aliment solide passe non par l'œsophage, mais par la trachée, c'est-à-dire par les voies respiratoires. Les fausses routes peuvent être dues à différents facteurs, dont notamment une lésion du nerf récurrent (cf. ci-après « Nerf récurrent »).

G

Glandes parathyroïdes : Petites glandes, généralement au nombre de quatre, situées à proximité de la glande thyroïde. Elles sécrètent la parathormone favorisant la régulation des taux de calcium et de phosphore dans le sang.

H

Hypocondrie : Peur irrationnelle d'être atteint d'une maladie grave telle que cancer, Sida, problème cardiaque, etc.

Hystérie : Névrose caractérisée par une tendance aux manifestations émotives spectaculaires, pouvant se traduire par des symptômes d'apparence organique et par des manifestations psychiques telles que délire, angoisse, mythomanie…

I

Intracordale (injection) : Injection de graisse dans une corde vocale, faite pour améliorer ou modifier la voix, déglutir sans fausse route grave et tousser efficacement.

Iode : L'iode permet à notre corps de fabriquer puis d'utiliser les hormones thyroïdiennes qui assurent le bon fonctionnement de l'organisme.

Iode radioactif : En médecine, l'iode-131 sert d'abord à l'étude du fonctionnement de la thyroïde, puis au traitement des hypothyroïdies et des cancers de la thyroïde.

IRM : L'imagerie par résonance magnétique est un examen qui permet d'obtenir des vues en deux ou trois dimensions de l'intérieur du corps.

M

Métastase : Foyer de cellules cancéreuses se développant sur un organe, mais provenant du cancer affectant un autre organe.

N

Nerf récurrent : Nerf moteur d'une partie du larynx. Il commande le mouvement du larynx et des cordes vocales. C'est le nerf récurrent qui permet de parler et de déglutir.

Nocebo : Effet nocebo, apparition d'effets indésirables bénins, d'origine surtout psychologique, après administration d'un médicament inactif ou qui ne peut lui-même produire ces effets. L'effet nocebo est l'inverse de l'effet placebo.

Nodule : Grosseur anormale qui se développe à la surface d'un tissu ou d'un organe. Dans la majorité des cas, il est bénin. Parfois il peut être le signe d'une tumeur.

P

Parathyroïde : Glandes parathyroïdes, petites glandes, généralement au nombre de quatre, situées à proximité de la glande thyroïde. Elles sécrètent la parathormone (PTH) qui favorise la régulation des taux de calcium et de phosphore dans le sang.

S

Scintigraphie thyroïdienne : La scintigraphie thyroïdienne est un examen à la fois morphologique et fonctionnel permettant de mettre en évidence les zones d'hyper ou d'hypofonctionnement de cette glande. Pour ce faire, on injecte au patient un traceur radioactif qui va se fixer massivement sur les zones hyperactives (zones chaudes) et beaucoup moins ou pas sur les zones hypoactives (froides).

T

Tétanie : Terme générique désignant une contraction involontaire de certains muscles. La tétanie peut être due à un trouble organique et est parfois identifiée dans les hypocalcémies ou des maladies infectieuses.

Trachéotomie : La trachéotomie est un acte chirurgical qui consiste à ouvrir la partie haute de la trachée pour permettre de ventiler mécaniquement un patient en arrêt respiratoire.

Thyroïdectomie : Intervention chirurgicale consistant à retirer partiellement ou totalement la thyroïde.

Tumeur : Le terme tumeur (du latin *tumere*, enfler) désigne, en médecine, une augmentation de volume d'un tissu, sans précision de cause.

TSH : La thyréostimuline ou TSH (*thyroid-stimulating hormon*) est une hormone sécrétée par l'hypophyse, petite glande située en arrière des fosses nasales, et qui a pour effet de stimuler la thyroïde pour qu'elle produise les hormones thyroïdiennes T3 et T4, indispensables à de nombreuses fonctions de l'organisme.

T3 : La triiodothyronine ou T3 est une hormone thyroïdienne. Cette hormone affecte pratiquement tous les processus physiologiques de l'organisme, y compris la croissance biologique, le développement du corps, le métabolisme, la température corporelle et le rythme cardiaque.

T4 : La thyroxine (T4) et la thyroxine libre (FT4) sont des hormones produites par la glande thyroïde. Ces deux hormones, qui représentent plus de 80 % des hormones produites par la thyroïde, interviennent dans la régulation du métabolisme.

REMERCIEMENTS

À Lysiane, pour son aide et ses précieux conseils.

Aux médecins, les docteurs Jacques Guillet, Marie-Hélène Lemoine, Catherine Noël, pour leur témoignage et leur soutien.

À Anny Duperey, Chantal L'Hoir et Chantal Garnier, pour leur contribution et leur amitié.

À mon compagnon, pour toute l'aide et le réconfort qu'il m'a apporté durant l'écriture de cet ouvrage.

À mon fils, pour ses encouragements.

À tous les signataires de la pétition, ainsi qu'aux malades qui m'ont témoigné leur gratitude.